Sabine Voshage

Entschlacken und Entgiften für Anfänger

Einfache Selbstheilung durch genaue Anleitungen zur Ernährungsumstellung, Entsäuerung, Entgiftung und Darmsanierung

ISBN 978-1983260223

3. Auflage 2021

Wichtiger Hinweis

Sämtliche Inhalte dieses Buches wurden auf Basis von vertrauenswürdigen Quellen nach besten Wissen und Gewissen recherchiert. Trotzdem stellt dieses Buch keinen Ersatz für eine individuelle medizinische Beratung dar. Für eventuelle nachteilige Auswirkungen, die in einem direkten oder indirekten Zusammenhang mit den Informationen stehen, die in diesem Buch enthalten sind, wird keine Haftung übernommen.

Inhalt

Vorwort

Möchten Sie Ihre Ernährung umstellen und eine Entschlackungskur machen, die entsäuert und gleichzeitig entgiftet? Wäre es für Sie von Vorteil, wenn diese Kur nicht kompliziert ist und sich gut in Ihren Alltag einbauen lässt? Würden Sie außerdem gern Ihren Darm sanieren, allerdings verbinden Sie so etwas vielleicht eher mit Einläufen oder einer anderen komplizierten Prozedur? ***Und wie gründlich möchten Sie Ihren Körper überhaupt reinigen?*** Möchten Sie eher einen kleinen „Frühjahrsputz" oder gleich eine komplette „Kernsanierung"?

Wieso möchten Sie eigentlich etwas reinigen? Fühlen Sie sich einfach nicht mehr richtig wohl in Ihrer Haut und möchten allgemein körperlich, aber auch geistig fitter werden? Oder möchten Sie ein bisschen Gewicht verlieren und vielleicht Ihr Hautbild verbessern? Haben Sie Gesundheitsbeschwerden, die Ihnen zu schaffen machen? Muss sich Ihr Körper von einer Krankheit erholen und Sie wollen ihn bestmöglich unterstützen? Oder haben schon die chronischen und altersbedingten Krankheiten bei Ihnen Einzug gehalten?

Was auch immer Sie nun veranlasst Ihren Körper zu reinigen seien Sie gewiss, die Erfolge einer solchen „Aktion" lohnen sich. Obwohl es gar keine „Aktion" werden muss, wenn das Ganze sinnvoll gestaltet wird. Für mich ist es stets wichtig Abläufe zu entwickeln, womit sich alles möglichst unkompliziert und gut praktizierbar durchführen lässt, dabei aber auch sehr wirkungsvoll ist. Das Schlimmste ist, wenn alles irgendwann störend bzw. belastend wird und man früher oder später deswegen abbrechen muss. So etwas will ich stets vermeiden und deswegen erprobe ich alles so lange, bis ich letztendlich eine, wie ich finde, gute Lösung gefunden habe. Dabei ist es auch egal, ob es sich um eine Körperreinigung, eine Ernährungsumstellung oder ein Rezept zum Kochen oder Backen handelt. Ich teste immer erst alles gründlich aus, bevor ich es meinen Lesern empfehle. Nur so ist gewährleistet, dass man nicht nur von trockener Theorie schreibt, sondern nah am Leser ist mit hilfreichen Erfahrungen. Wer bereits Bücher von mir kennt weiß, dass mein Ehemann auch immer alles „mittestet", zumal er ja der eigentliche Auslöser war, dass ich überhaupt Bücher schreibe.

Natürlich sind Erfahrungen immer eine ganz individuelle Angelegenheit, aber gerade, weil häufig in der Praxis alles anders ist als in der Theorie, sind Erfahrungen so wertvoll. Oftmals hören sich manche Sachen großartig an und wenn man sie dann macht, passt es hinten und vorne nicht. So etwas werden Sie sicherlich auch schon erlebt haben und genau deswegen schreibe ich keine reinen „Theoriebücher". ***Ich möchte, dass meine Bücher den Menschen helfen und das kann nur funktionieren, wenn man selbst praktiziert, wovon man schreibt.***

Ich zeige Ihnen in meinem Ratgeber verschiedene Möglichkeiten zum Entschlacken und Entgiften in einer sinnvollen Reihenfolge, damit das Ganze auch sehr wirkungsvoll ist. Ich gebe Ihnen nicht nur Informationen, sondern auch konkrete Anleitungen mit an die Hand. Selbstverständlich müssen Sie nicht alles umsetzen, wenn Sie das nicht wollen. Sie können sich auch die für Sie passenden und notwendigen Dinge heraussuchen und was Sie nicht möchten, lassen Sie weg.

Eines sollten Sie zu Anfang aber gleich wissen: ***Entschlacken und Entgiften geht nicht innerhalb von ein paar Tagen!*** Versprechungen wie „In 14 Tagen sind Sie Ihre Schlacken los" oder „Befreien Sie sich in nur 10 Tagen von allen Ihren Giften" sind unseriöse Aussagen und dienen wie jedes andere Werbeversprechen nur einem einzigen Zweck. Es ist leider nicht so einfach und es geht vor allem auch nicht so schnell. Schlacken brauchen eine gewisse Zeit, um sich abbauen zu können.

Verdeutlichen wir uns das mal an einem Beispiel: Wenn Sie 20 Jahre alt sind, kein Übergewicht haben und nicht komplett ungesund gelebt haben, dann reicht selbstverständlich ein kurzer Zeitraum aus, um seine Schlacken loszuwerden, weil es ja nicht so viele sind. Wenn Sie aber mit den gleichen Voraussetzungen 40 Jahre alt sind, dann haben Sie 20 Jahre lang mehr Schlacken einlagern können. Es ist nachvollziehbar, dass diese nicht im selben Zeitraum wie bei einem 20jährigen wieder verschwinden können. Und wenn Sie dazu noch sehr ungesund gelebt haben, wird es noch länger dauern. Der Körper ist viel zu komplex, als das man ihn mit 4 Wochen Smoothies trinken komplett reinigen könnte.

Jetzt lassen Sie aber den Kopf nicht hängen, ich will Sie nicht entmutigen, sondern ermutigen, dass es sich lohnt und auch für jedermann gut machbar ist. Mein Mann war 50 und ich 45 Jahre alt, als wir angefangen haben unsere Ernährung umzustellen. Es haben sich auch sehr schnell positive Effekte eingestellt. Ich wollte Ihnen auch nur die Realität verdeutlichen, weil ich nicht möchte, dass Sie mit falschen Vorstellungen an die ganze Thematik herangehen. Hinzu kommt auch noch folgender Aspekt, der bei diesen „Werbeversprechen" auch nicht berücksichtigt wird: ***In vielen Fällen liegt im Körper eine Zellblockade vor!*** Das bedeutet, dass die Zellen nicht mehr in der Lage sind, richtig zu Entsäuern. Sie können noch so viele Smoothies trinken oder Gemüse essen, aber erst muss diese Blockade aufgehoben werden. Was ich damit sagen will ist, wer das nicht weiß und berücksichtigt, fühlt sich nach 4 Wochen Saftkur sicherlich besser, den wirklichen Erfolg kann das Ganze aber nicht gebracht haben, weil diese Blockade weiterhin vorhanden sein wird. ***Wie Sie so eine Blockade aufheben, erfahren Sie selbstverständlich im weiteren Verlauf.***

Genauso ist es sehr wichtig, eine bestimmte Reihenfolge beim Entschlacken und Entgiften einzuhalten und nicht einfach mit irgendetwas anzufangen. Sie merken schon, es greift eins ins andere und das werden Sie alles in meinem Ratgeber erfahren.

Und jetzt noch einen Satz zu mir, weshalb ich überhaupt Bücher schreibe. Aufgrund eines persönlichen Schicksalsschlags vor 10 Jahren, der das Leben von meinem Mann und mir völlig umgekrempelt hat, haben wir begonnen uns selbst zu helfen. Wir haben uns nicht mehr auf Ärzte verlassen, sondern haben unsere Gesundheit selbst in die Hand genommen und plötzlich ganz erstaunliche Dinge erlebt. Es war natürlich selbstverständlich, dass ich mich daraufhin erst weiterbilden musste, um überhaupt das nötige Wissen zu erlangen.

Jedenfalls dachte ich mir seinerzeit, dass es eigentlich viel zu schade ist, dieses Wissen und diese ganzen Erfahrungen mit keinem zu teilen und bin auf die Idee gekommen mein erstes Buch zu schreiben. Dieses hier ist jetzt schon mein siebtes und mittlerweile sind noch weitere dazu gekommen. Ich möchte anderen gern helfen und bin von der Schulmedizin nicht mehr sonderlich angetan. Man kann mit der Ernährung so viel erreichen und das berücksichtigen leider nur die wenigsten Ärzte. Überhaupt finde ich unser Gesundheitssystem nicht optimal, aber das ist hier jetzt natürlich nicht das Thema.

Eines möchte ich gern noch sagen: „Ich freue mich immer sehr über das viele positive Feedback, welches ich von meinen Lesern bekomme. Natürlich weiß ich auch, dass ich es leider nicht jedem mit meinen Büchern recht machen kann, obwohl ich es sehr gern würde. Deswegen bin ich immer aufgeschlossen für die Fragen und Anregungen meiner Leser und so können Sie gern meiner geschlossenen Facebook Gruppe beitreten, wenn Sie möchten. Aber nun wünsche ich Ihnen erst einmal viel Freude beim Lesen!“

1. Die Schlacken

Was sind überhaupt Schlacken?

Schlacken sind im Organismus abgelagerte Säuren und Gifte, die zuvor mit Mineralstoffen neutralisiert wurden. Fachlich bzw. chemisch ausgedrückt spricht man deswegen von Neutralsalzen. Die Neutralisation der Säuren und Gifte ist eine zwingend erforderliche Maßnahme des Körpers, um die Zellen vor Verätzungen zu schützen.

Normalerweise werden diese Neutralsalze über die Ausscheidungsorgane wieder ausgeschieden und dann sind sie auch keine Schlacken. Doch genau an dieser Stelle kommt das Problem! Der Körper kann nur eine begrenzte Anzahl an Neutralsalzen ausscheiden und muss deswegen den Rest im Körper einlagern - und diese „Reste" sind dann die sogenannten Schlacken! Vereinfacht ausgedrückt sind es Stoffwechselrückstände, die in unserem Organismus zurückbleiben und dadurch sehr viele Schäden anrichten. Ich möchte Ihnen das kurz genauer erklären, damit Sie eine bessere Vorstellung davon bekommen.

Der Säure-Basen-Haushalt ist das eigentliche Zentrum des Menschen. Ohne einen funktionierenden Säure-Basen-Haushalt kann ein Mensch nicht leben! Geregelt wird dieser über körpereigene Puffersysteme, die den ganzen Tag damit beschäftigt sind, die gesunden pH-Werte in den verschiedenen Körperbereichen aufrecht zu erhalten.

Infolge schlechter Ernährung gerät der Säure-Basen-Haushalt über kurz oder lang aus dem Gleichgewicht. In jungen Jahren ist das weniger problematisch, aber mit zunehmendem Alter wird die Gefahr einer chronischen Übersäuerung immer größer. So wird geschätzt, dass ca. 90% der

Deutschen übersäuert sind. Selbstverständlich ist es auch für junge Menschen sehr wichtig sich gesund zu ernähren, aber das körpereigene Puffersystem funktioniert in jungen Jahren noch besser, bzw. bei jungen Menschen ist mehr Pufferkapazität vorhanden. Doch warum ist das so?

Bekommt der Körper mit der Nahrung nicht genügend basische Mineralstoffe, wie z.B. Calcium, Magnesium, Kalium usw. zugeführt, muss er die körpereigenen Reserven angreifen. Die körpereigenen Reserven sind die Bereiche, wo die basenbildenden Mineralstoffe eingelagert sind, wie z.B. die Knochen und Knorpel, die Zähne aber auch der Haarboden. Wie heißt es so schön, im Alter werden die Knochen brüchiger. Ist ja auch logisch, weil wir unseren Körper systematisch ausplündern. Allerdings sind nicht nur die Knochen von der Plünderei betroffen, sondern sämtliche Organe, das Bindegewebe, die Haut, das Blut, sozusagen der ganze Mensch.

Bei einem jungen Menschen sind die körpereigenen Reserven noch gut gefüllt und deswegen kann auch die vierte Pizza mit einem großen Glas Cola pro Woche und abends dann noch die Tüte Chips dem Körper kurzfristig gesehen nichts anhaben. Langfristig gesehen aber sehr wohl. Bei einem bereits chronisch übersäuerten Menschen führen diese Art Lebensmittel letztendlich zum Tode. Das hört sich jetzt vielleicht ein bisschen krass an, aber ***irgendwann kann der Körper die Säureflut, die ihm zugemutet wird, einfach nicht mehr bewältigen.***

Es gibt verschiedene Übersäuerungsstadien und beim sogenannten ***„Fünften Stadium“ (der tödlichen Übersäuerung),*** versagen die wichtigsten Organe, die den Säure-Basen-Haushalt regulieren. Dadurch wird jede Zelle mit Säuren überflutet und stirbt sofort ab. Es kommt zum tödlichen Herz- oder Hirninfarkt.

➤ *Wieso sind Säuren und Schlacken für den Körper so schädlich?*

Es sind auch nicht nur die Pizzen und die Chips, die so etwas verursachen, sondern in großem Maße auch Fleisch, Wurst, Käse, Milch- und Milchprodukte, Weizenprodukte, zuckerhaltige Lebensmittel, kohlensäurehaltige Getränke und noch einiges mehr. Wieso bestimmte Lebensmittel überhaupt „Säure" im Körper verursachen, ist im Kapitel „Die Schwerpunkte einer entschlackenden Ernährung" erklärt.

Säuren können, wie eben schon erwähnt, nicht so ohne Weiteres vom Körper ausgeschieden werden. ***Sie haben ätzende Eigenschaften und würden die Zellen schädigen, wenn sie nicht zuerst neutralisiert würden.*** Eine Base kann eine Säure neutralisieren, das ist einfache Chemie, die im Körper genauso funktioniert. Neutralisieren kann der Körper die Säuren mit seinen basischen Puffersubstanzen, sofern er noch über welche verfügt und natürlich durch die basischen Mineralstoffe in der Nahrung. Sind die Säuren neutralisiert, werden diese Neutralsalze über die Nieren, den Darm, die Lunge und die Haut wieder ausgeschieden. Der Rest, der nicht ausgeschieden werden kann, wird im Körper eingelagert, damit zu einer „Schlacke" und lässt Krankheiten und optische Alterungserscheinungen entstehen.

- ***Falten und Cellulite entstehen durch die eingelagerten Schlacken im Bindegewebe***
- ***Bluthochdruck, Herzinfarkt und Schlaganfall durch die Schlacken in den Blutgefäßen***
- ***Für Arthrose, Arthritis, Rheuma und ähnliches sind die Schlacken in den Gelenken verantwortlich***
- ***Nieren-, Blasen- und Gallensteine entstehen durch die Schlacken in den jeweiligen Organen***

Die Existenz von Schlacken wird von der Schulmedizin nach wie vor kritisch angesehen, während Alternativmediziner von der Existenz überzeugt sind. ***In der Naturheilkunde gehört der Ausgleich des Säure-Basen-Haushalts schon seit Anfang des 20. Jahrhunderts zur Grundtherapie.***

Ich kann Ihnen aus eigener Erfahrung folgendes dazu sagen: Selbst, wenn 99% behaupten würden, es gäbe keine Schlacken, wäre ***ich*** das eine Prozent, das sagt: „Und es gibt sie doch!" Mein Mann und ich haben vor vielen Jahre unsere Ernährung umgestellt, um unsere Schlacken loszuwerden. Wir haben das wegen der schweren Arthrose meines Mannes gemacht. Mein Mann konnte nicht mehr laufen und sollte ein künstliches Kniegelenk bekommen und das im Alter von gerade mal 50 Jahren!

Jetzt kann mein Mann wieder wandern, stundenlange Wanderungen durch den Wald über Stock und Stein. Das wir das wieder erleben würden, hätten wir niemals für möglich gehalten. Ach so, selbstverständlich mit seinen eigenen Kniegelenken! Der extreme Bluthochdruck meines Mannes, der mit täglich 2 Tabletten behandelt werden musste, ist verschwunden. ***Er hat nun 120/80 ohne Tabletten.*** Mein Blutdruck, der vor der Ernährungsumstellung mittlerweile auch schon bei 130/80 war, ist jetzt wieder bei 105/65. So wie ich ihn, als ich noch jünger war, immer schon hatte. Meine Cellulite ist weggegangen und unser komplettes Hautbild hat sich wesentlich verbessert. Es sind noch sehr viele andere Dinge passiert, aber das allein reicht mir persönlich aus, um zu sagen: ***„Es gibt Schlacken!"*** Und ohne Schlacken lebt es sich einfach großartig. Man ist fit, hat Elan, keine Krankheiten mehr und auch geistig merkt man das ungemein.

Wir leben sehr gesund, aber wir sündigen auch mal und das ist auch nicht schlimm. Es gibt natürlich Dinge, die wir überhaupt nicht mehr essen, weil wir sie gar nicht mehr vertragen. Eine Fertigpizza aus dem Backofen möchte unser Körper nicht mehr haben und rebelliert auch, wenn wir sie gegessen haben. Das äußert sich dann in Unwohlsein und Durchfall, denn unser Organismus möchte dieses „Gift“ so schnell wie möglich wieder loswerden. Wir essen Pizza, aber selbstgemachte.

Durchfall ist z.B. ist eine ganz effektive Sofortreinigungsmaßnahme, die der Körper unternimmt. Es ist schon erstaunlich – unser Inneres weiß manchmal mehr wie unser Äußeres. Aber nun wenden wir uns erst einmal Ihren Schlacken zu!

Und so stellt sich eine sehr wichtige Frage: „Wie hoch schätzen Sie überhaupt Ihren eigenen Verschlackungsgrad ein?“

1.1 Die verschiedenen Stadien der Übersäuerung

Zuerst einmal möchte ich Ihnen den Unterschied zwischen einer Azidose und einer Übersäuerung erklären, denn häufig findet sich in der Literatur das Wort "Azidose" und wird mit einer Übersäuerung gleichgesetzt. Das ist so nicht richtig und bedarf einer genaueren Definition.

Eine Azidose ist, wie eine Übersäuerung, eine Störung im Säure-Basen-Haushalt. Allerdings bedeutet eine Azidose immer, dass der pH-Wert des Blutes unter 7,35 gesunken ist. ***Das vierte Stadium, die lokale Übersäuerung, ist somit eine Azidose. Bei den Stadien eins bis drei ist der pH-Wert des Blutes im Normalbereich, weswegen hier lediglich von einer Übersäuerung gesprochen werden darf.***

Das Gegenteil von einer Azidose ist eine Alkalose und bedeutet, dass der pH-Wert des Blutes über 7,45 gestiegen ist. Es gibt jeweils zwei Formen einer Azidose bzw. Alkalose. Die Respiratorische wird durch die Atmung verursacht und die Metabolische durch den Stoffwechsel. Respiratorisch bedeutet „die Atmung betreffend" und metabolisch „im Stoffwechsel entstanden".

Die verschiedenen Stadien der Übersäuerung

Erstes Stadium: Bei der versteckten Übersäuerung sind alle pH-Werte noch unverändert, da die Säuren noch abgepuffert werden können. Die körpereigenen Basendepots leeren sich aber bereits und die ersten Schlacken werden eingelagert. Es treten Beschwerden wie Müdigkeit, Leistungsschwäche, Verdauungsstörungen und schlechte Durchblutung auf. All diese Anzeichen werden allerdings auf andere äußere Ursachen geschoben.

Zweites Stadium: Bei der akuten Übersäuerung versucht der Körper verstärkt Säuren und Gifte über die Ausscheidungsmechanismen loszuwerden. Durchfall und Erbrechen zum Beispiel sind Sofortreinigungsmaßnahmen, die der Körper unternimmt. Grippale Infekte, Fieber und Entzündungen gehören ebenfalls in diese Kategorie. Nach jeder Erkältung lösen sich verdichtete Schleimhäute, die Atemwege werden freier und Säuren können so besser über die Atmung ausgeschieden werden.

Die akute Übersäuerung ist zeitlich befristet und der Körper kann das Säure-Basen-Gleichgewicht aus eigener Kraft wiederherstellen, sofern die Basenreserven reichen. Treten allerdings immer wieder Krankheiten auf und zeigt das Immunsystem Schwächen, ist der Weg zu einer chronischen Übersäuerung nicht mehr weit. In diesem Stadium ist der extrazelluläre Bereich, das sind die Körperflüssigkeiten außerhalb der Zellen, bereits übersäuert.

Drittes Stadium: Bei der chronischen Übersäuerung verändern sich die pH-Werte, mit Ausnahme dem des Blutes. Das bedeutet, basische Bereiche werden zu sauer und saure Bereiche sind zu wenig sauer oder werden gar basisch. Der Körper kann den Säure-Basen-Haushalt nicht mehr aus eigener Kraft regulieren. Er ist nicht mehr in der Lage, die Säureflut auszuscheiden. Es bleibt ihm nichts anderes übrig als die verstärkte Schlackeneinlagerung und den damit verbundenen Ablagerungskrankheiten.

Natürlich muss der Körper auch weiterhin seine eigenen Reserven angreifen, um die Säuren zu neutralisieren. Je nach persönlicher Veranlagung entstehen Entzündungs-, Entmineralisierungs- und Ausleitungskrankheiten. Im Prinzip wird der Körper von zwei Seiten angegriffen. Die basischen Mineralstoffe werden dem Körper entzogen, welches allein schon genügend Krankheiten mit sich bringt und die eingelagerten Schlacken kommen noch hinzu. Zu diesem Zeitpunkt ist auch der intrazelluläre Bereich übersäuert – das heißt, das Zellwasser in der Zelle.

Viertes Stadium: Bei der lokalen Übersäuerung kann der Körper nun auch das Blut nicht mehr säurefrei halten und dessen pH-Wert fällt unter 7,35. Das Blut wird dadurch dicker und kann nicht mehr so leicht vom Herzen durch den Körper gepumpt werden. Die Folgen sind Schlaganfall oder Herzinfarkt. Saure Flüssigkeiten sind trüb und zähflüssig, während basische klar sind und leicht fließen. Deswegen erhalten Infarktpatienten intravenös eine basische Lösung aus Natriumbicarbonat, um den pH-Wert des Blutes wieder auf 7,35 zu bringen.

Fünftes Stadium: Bei der tödlichen Übersäuerung versagen die wichtigsten Organe, die den Säure-Basen-Haushalt regulieren. Dadurch wird jede Zelle mit Säuren überflutet und stirbt sofort ab. Es kommt zum tödlichen Herz- oder Hirninfarkt.

In dem nächsten Kapitel möchten ich Ihnen noch detaillierter aufzeigen, welche Krankheiten durch Übersäuerung und Verschlackung entstehen können.

1.2 *Welche Krankheiten durch Übersäuerung/Verschlackung entstehen*

Damit Sie sich besser orientieren können, habe ich Ihnen nachfolgend eine Liste mit verschiedenen Beschwerden und Krankheiten aufgeführt. Da mein Buch für Anfänger gedacht ist bin ich davon ausgegangen, dass die meisten von Ihnen nicht wissen, in welchem Übersäuerungsstadium sie sich eventuell befinden. Dafür soll diese kleine Hilfe sein. Wichtig sind aber vorab noch die folgenden Erklärungen zum besseren Verständnis:

- Ich habe sehr häufige und typische Krankheiten aufgeführt, die durch Übersäuerung und die daraus resultierende Verschlackung entstehen können. Darüber hinaus gibt es noch weitere Krankheiten und selbstverständlich sind auch noch weitere Faktoren für die Entstehung dieser Krankheiten mit verantwortlich.
- Es reicht vollkommen aus, wenn jeweils eine dieser Beschwerden oder Krankheiten auf Sie zutreffend ist. Es müssen nicht alle Krankheiten zutreffen, um das jeweilige Übersäuerungsstadium zu haben.
- Die Übergänge zwischen den einzelnen Stadien können durchaus manchmal schwimmend sein und lassen sich leider nicht immer ganz genau abgrenzen.
- Es gibt natürlich auch immer besondere Ausnahmen, z.B. Beschwerden oder Krankheiten, die nach Operationen oder Unfällen aufgetreten sind (z.B. auch durch Krankenhauskeime).
- Jeder sollte für sich abklären, ob er eventuelle Nahrungsmittelunverträglichkeiten (z.B. Gluten, Laktose) hat, die unentdeckt allerlei Beschwerden bis hin zu schlimmen Krankheiten auslösen können.

- Eine ganz besondere Ausnahme stellen genetischen Defekte dar. Wenn ein Kind mit einer angeborenen Herzschwäche zur Welt kommt, hat es deshalb natürlich nicht automatisch einen hohen Verschlackungsgrad. Wenn aber jemand im Alter von 60 Jahren plötzlich Herzbeschwerden und sogar einen Herzinfarkt bekommt, dann sind nicht allein die schlechten Gene schuld, sondern vor allem die schlechte Ernährung und die daraus resultierende Übersäuerung. Sie sehen den Unterschied!

So ist das leider, ich möchte Ihnen mit meiner Übersicht helfen, damit Sie sich besser orientieren können und muss im Vorfeld erst einmal verschiedene Ausnahmen aufführen, damit keiner etwas missversteht.

Deuten Sie meine nachfolgende Liste einfach so: Als junger Mensch ist man normalerweise gesund und mit zunehmenden Alter kommt dann so nach und nach das ein oder andere Zipperlein, bis hin zu schweren Krankheiten. Je älter man wird, desto schlimmer wird es und worauf schiebt man es? Natürlich auf das Alter und die schlechten Erbanlagen und die Umweltgifte und was sonst noch so alles herhalten kann. Mit „Übersäuerung/Verschlackung“ bringen die meisten Menschen die nachfolgend aufgeführten Beschwerden und Krankheiten nicht in Verbindung und schon gar nicht, dass sie mit ihrer Ernährung meistens selbst schuld daran sind.

Ich weiß, dass das viele nicht glauben können, aber die Ernährung wirkt sich unmittelbar auf sehr viele Krankheiten aus. Selbstverständlich produziert auch Stress viel Säure im Körper und durch Säure entstehen Schlacken vereinfacht ausgedrückt. Der überwiegende Teil entsteht aber durch eine zu säurehaltige Ernährung. Das Thema Stress werde ich in meinem Ratgeber nicht weiter behandeln, wobei Sie diesen nicht unterschätzen dürfen. Es ist aber leichter gesagt als getan, dem Stress aus dem Weg zu gehen, das weiß jeder aus eigener Erfahrung, deswegen ist mein

Schwerpunkt die Ernährung, denn damit kann man schnell und wirkungsvoll etwas ändern.

Versteckte oder latente Übersäuerung (1. Stadium)

- Müdigkeit
- Leistungsschwäche
- Unkonzentriertheit
- Kopfschmerzen
- schlechte Durchblutung
- Magendruck
- Verdauungsbeschwerden
- Schlafstörungen

Akute Übersäuerung (2. Stadium)

- häufige Infektionen, wie grippale Infekte
- Durchfall
- plötzlich auftretender Hautausschlag

Chronische Übersäuerung (3. Stadium)

- Muskelschmerzen und -krämpfe
- neu auftretende Hautprobleme
- brüchige Nägel
- vermehrte Schuppenbildung
- Haarausfall
- Mundgeruch
- Parodontose
- Sodbrennen, Refluxerkrankung
- Cellulite

- unreine Haut
- Fuß- und Nagelpilz
- neu auftretende Allergien
- Migräne
- Fibromyalgie
- Bluthochdruck
- Asthma
- Gelenkkrankheiten wie Arthrose, Rheuma, Arthritis, Gicht
- Osteoporose
- Arteriosklerose
- Herzerkrankungen
- Diabetes Typ II
- Nierenfunktionsstörungen
- Nieren-, Blasen, Gallensteine

Lokale Übersäuerung (4. Stadium)

- Herzinfarkt
- Schlaganfall

Tödliche Übersäuerung (5. Stadium)

- Tödlicher Herzinfarkt
- Tödlicher Hirninfarkt

Ich kann mir sehr gut vorstellen, dass es für jemanden, der sich noch nie oder nicht viel mit dieser Thematik beschäftigt hat, erstmal sehr erstaunlich und überraschend ist, wie viele Krankheiten durch Übersäuerung/Verschlackung überhaupt entstehen können.

Für die Entstehung dieser Krankheiten ist aber nicht nur die Verschlackung, sondern auch der Raubbau am eigenen Körper schuld!

Ich hatte das bereits erwähnt: Die körpereigenen Reserven, wo die basenbildenden Mineralstoffe eingelagert sind werden gebraucht, um die Säuren zu neutralisieren. Nach und nach werden diese Reserven durch ungesunde Ernährung geplündert und dadurch können natürlich ebenfalls viele dieser Krankheiten entstehen. Wenn z.B. den Knochen, Knorpeln und Zähnen das benötigte Calcium entzogen wird sind die Folgen unausweichlich.

Auch möchte ich an dieser Stelle gern noch erwähnen, dass die Verwendung von ungesunden Ölen und Fetten ebenfalls zu entzündungsauslösenden Prozessen im Körper führt. Deswegen gebe ich Ihnen in dem Kapitel „Gesunde Öle und Fette“ einen kurzen Überblick, damit Sie gegebenenfalls Fehler vermeiden können.

Wir bleiben jetzt aber bei der Übersäuerung/Verschlackung und den daraus entstehenden Krankheiten. Nehmen wir noch einmal das Beispiel mit dem Herzinfarkt. Dieser entsteht durch ein Blutgerinnsel, dass wie ein Pfropf das Gefäß so weit verengt, dass der Blutfluss nicht mehr ausreicht oder das Gefäß sogar ganz verschlossen wird. Die Versorgung des Herzmuskels mit Sauerstoff ist folglich ungenügend und das Herzmuskelgewebe stirbt ab. Es entsteht ein Herzinfarkt. ***Die Frage ist doch aber, wieso entsteht überhaupt ein Blutgerinnsel, das nicht auf eine äußere Verletzung zurückzuführen ist?***

Wie Sie eben bereits gelesen haben, kann beim vierten Übersäuerungsstadium (der lokalen Übersäuerung) der Körper das Blut nicht mehr säurefrei halten, dessen pH-Wert fällt unter 7,35 und wird dadurch dicker - folglich kann es nicht mehr so leicht vom Herzen durch den Körper gepumpt werden. Wenn das Blut nun zu langsam fließt und sich staut, können sich größere Mengen an Blutplättchen ansammeln, miteinander verkleben und ein Blutgerinnsel bilden. Auch durch Ablagerungen an den Innenwänden der Arterien können Blutgefäße eingeengt oder komplett verschlossen werden. Daher ist es wichtig, dass das Blut stets einen gesunden pH-Wert hat und es nach Möglichkeit zu keinen Ablagerungen in den Arterien kommt.

Als mein Mann noch seinen Bluthochdruck hatte, war sein Blut durch Übersäuerung auch zu dick geworden. Nach der Ernährungsumstellung und den losgewordenen Schlacken ist das Blut wieder dünner geworden und deshalb hat er jetzt einen guten Blutdruck mit 120/80 - wenn es nach dem Arzt gegangen wäre, würde mein Mann jetzt immer noch seine Bluthochdrucktabletten nehmen, weil es ja nun einmal ganz normal ist, dass ab Alter 50 der Blutdruck steigt!

Wie am Anfang schon erwähnt, erfahren Sie im Kapitel „Die Ernährungsumstellung" ganz genau, wie sich die Nahrung auf unseren Körper auswirkt.

Für sehr wichtig halte ich auch die Tatsache, dass zu wenig Bewegung dazu führt, dass Säuren in zu geringer Menge aus dem Körper ausgeschieden werden. Das Gegenteil, eine zu extreme körperliche Belastung, führt wiederum zu einer verstärkten Säurebildung. Achten Sie deshalb nach Möglichkeit auf ein gesundes Mittelmaß.

Interessant ist, dass der Körper in einem übersäuerten Zustand so viele Fettzellen wie möglich anlegt, da sich Fett sehr gut zur Einlagerung von Schlacken eignet. Eine Diät ist deshalb in einem übersäuerten Zustand nicht klug, da man seinem Körper sozusagen den Schutz nimmt. Vielleicht kennen Sie das aus eigener Erfahrung oder auch aus Ihrem Bekanntenkreis, dass jemand nach einer Diät plötzlich gesundheitliche Beschwerden bekam. Der Schutz (=die Fettzellen) waren weg! Mit einer basischen oder basenüberschüssigen Ernährung verliert man automatisch an Gewicht, weil sich die Schlacken nach und nach abbauen - und so herum ist es für den Körper auch besser und effektiver!

Nun sind es aber nicht nur die Schlacken, die sich lohnen loszuwerden, sondern auch die ganzen Gifte, wie Schwermetalle, Chemikalien und Pestizide, die sich im Körper mit der Zeit so angesammelt haben.

Und damit kommen wir zu den Fragen:

- ? Muss man überhaupt jede Reinigung machen?
- ? Welche Reihenfolge ist die Beste und Effektivste?
- ? Welche Reinigungen können vielleicht sogar gleichzeitig gemacht und praktischerweise verbunden werden?
- ? Und wie lange dauert das Ganze überhaupt?

Im nächsten Kapitel bekommen Sie deshalb einen umfassenden Überblick, damit Sie eine Orientierungshilfe haben und genau wissen, was auf Sie zukommt!

1.3 Entschlacken und Entgiften in sinnvoller Reihenfolge

Eine sinnvolle Reihenfolge ist bei einer Entschlackungskur nicht nur empfehlenswert, sondern vor allem effektiv. Natürlich muss auch individuell von Mensch zu Mensch unterschieden werden, da jeder eine andere Ausgangsposition hat. Trotzdem ist aber eine bestimmte Reihenfolge für jedermann gleichermaßen wichtig, denn so würde es z.B. keinen Sinn machen, zuerst eine Darmreinigung durchzuführen und hinterher die Ernährung umzustellen. Genauso ist es nicht ratsam zuerst mit einer Entgiftung zu beginnen, weil es sehr wichtig ist, dass zuerst der Zellstoffwechsel und die Organe perfekt vorbereitet werden müssen, damit eine Entgiftung auch optimal funktionieren kann. Wie Sie sehen greift das eine ins andere, aber dennoch ist natürlich die Individualität jedes einzelnen nicht außer Acht zu lassen.

Um Ihnen mal einen kurzen Überblick zu verschaffen, wie unterschiedlich die Ausgangspositionen sein können, habe ich für Sie ein paar Fragen notiert:

? Haben Sie leichte bis mittlere Beschwerden und wenn ja welche?

? Haben Sie ersthafte Krankheiten, vielleicht sogar chronische?

? Sind es mehrere Krankheiten oder nur eine?

? Benötigen Sie Medikamente?

? Haben Sie Darmprobleme, wie Blähungen, Verstopfung oder Durchfall?

? Haben Sie vielleicht Beschwerden durch Candida-Pilze? (Erklärungen im Kapitel „Candida albicans“)

- ? Vermuten oder wissen Sie sogar, dass bei Ihnen eine Giftbelastung durch Schwermetalle, wie z.B. Arsen, Blei, Nickel, Quecksilber usw. vorliegt?
- ? Wie ist Ihre momentane Ernährung?
- ? Trinken Sie ausreichend?
- ? Haben Sie schon Reinigungen in irgendeiner Form gemacht?
- ? Treiben Sie Sport?
- ? Wie alt sind Sie?

Wie Sie sich sicherlich denken können, wird allein schon bei diesen wenigen Fragen bei jedem ein anderes Ergebnis herauskommen. Jeder hat eine andere Ausgangsposition, unterschiedliche Probleme, unterschiedliche Krankheiten und vor allem unterschiedliche Essgewohnheiten. Hinzu kommt, jeder Mensch ist von Natur aus anders, gerade in Bezug auf den Darm. Und der Darm ist die Schlüsselfigur überhaupt. ***Ist der Darm nicht gesund, dann ist der Mensch nicht gesund. In einem Gramm von unserem Stuhl leben mehr Bakterien, wie es Menschen auf der Erde gibt. Und bei jedem ist die Darmflora verschieden!***

Das bedeutet jetzt natürlich nicht, dass das Buch nun zu Ende ist, weil wir eben gemeinsam festgestellt haben, eigentlich ist es gar nicht möglich, ein Buch für so viele unterschiedliche Menschen zu schreiben! Es ist möglich, aber es kann natürlich immer sein, dass der ein oder andere doch lieber eine andere Reihenfolge bevorzugt, weil er von konkreten Problemen weiß, vielleicht auch schon gewisse Erfahrungen mit Reinigungen gemacht hat oder durch andere individuelle Beweggründe.

Im Übrigen ist das Wort „Entschlackung“ ein Oberbegriff für alle Entschlackungsmethoden, die es gibt. Hierzu zählen z.B. auch Saft- und Fastenkuren, die ganz unterschiedlich verlaufen können vom Zeitraum oder Ablauf her. Auch das sogenannte Basenfasten ist eine Entschlackungsmethode.

In der nachfolgenden Grafik sehen Sie die Reihenfolge, die für eine Entschlackungskur sinnvoll und effektiv ist. Selbstverständlich sind die Kapitel auch in der Reihenfolge aufgebaut.

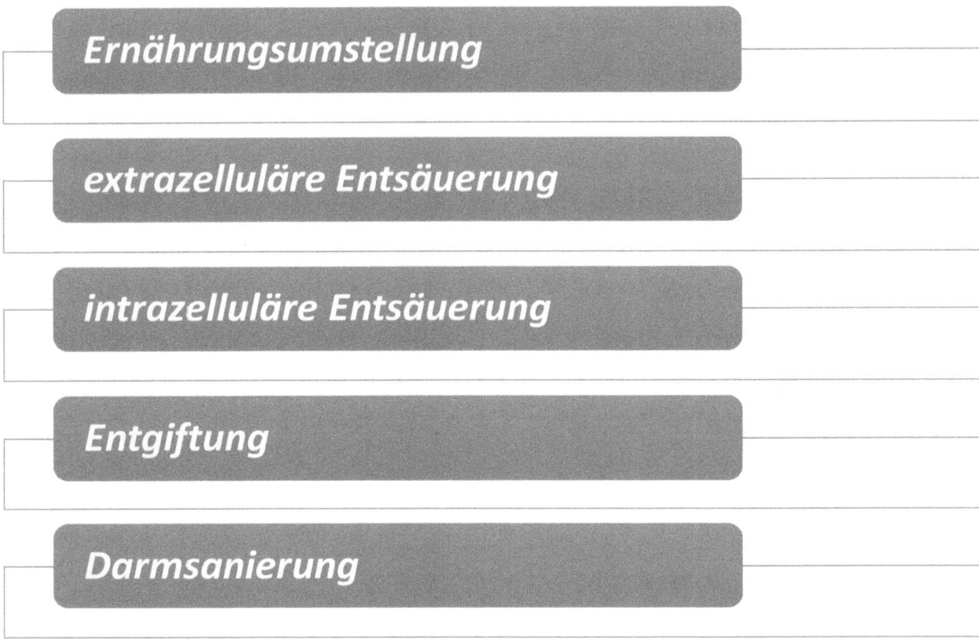

Zunächst einmal möchte ich sagen, dass die Entschlackungsmethoden immer automatisch ineinander übergreifen. Wenn Sie Ihre Ernährung umstellen, entsäuern Sie automatisch. In dem Fall findet bereits die extrazelluläre Entsäuerung statt. Dazu erfahren Sie natürlich später genaueres. Genauso ist es mit der Entgiftung, die bei den unterstützenden Maßnahmen zur Entsäuerung auch automatisch eintritt. So ist die Chlorella Alge z.B. eine unterstützende Maßnahme bei der Entsäuerung und gleichzeitig entgiftet sie den Körper. Weiter geht es mit der Darmsanierung, bei der Mineralerden wie Zeolith oder Bentonit zum Einsatz kommen. Diese haben ebenfalls eine starke entgiftende Wirkung. Sie sehen, ganz klar abgrenzen kann man die verschiedenen Entschlackungsmethoden nicht.

Für Diejenigen, die rundherum Entschlacken und Entgiften möchten sind alle Methoden wichtig. Wer ein bisschen weniger machen möchte, kann selbstverständlich das ein oder andere weglassen. Auf jeden Fall steht aber die Ernährungsumstellung am Anfang und ist auch ein unerlässliches Muss. ***Ohne geänderte Essgewohnheiten funktioniert gar nichts!*** Dabei reinigt sich im Übrigen bereits sehr viel. Es kommt natürlich auch darauf an, ob Sie bei der umgestellten Ernährung bleiben wollen.

- Wenn Sie vorhaben sich einfach nur zu reinigen und hinterher Ihre alten Lebensgewohnheiten wieder aufzunehmen, ist es natürlich empfehlenswert alle Reinigungen durchzuführen, damit Sie erst einmal rundherum „saniert“ sind.
- Wenn Sie vorhaben Ihren Lebensstil dauerhaft zu ändern, können Sie das Ganze langsam und nach und nach umstellen. So haben mein Mann und ich das z.B. gemacht. Es war eine schonende Methode, die einen nicht überfordert hat und trotzdem stellten sich ganz schnell Erfolge ein. Das wiederum hat uns motiviert, den nächsten Schritt zu gehen.

Sie merken schon, Flexibilität ist durchaus möglich und jeder kann seine individuelle Lebenssituation nach Bedarf anpassen. Deswegen bekommen Sie von mir das nötige Knowhow geliefert, damit Sie sich gut orientieren können.

Auf jeden Fall ist es wichtig, dass Sie Ihren Körper bei einer Umstellung nicht überfordern und natürlich dürfen Sie auch mal sündigen - aber sündigen muss stets die Ausnahme bleiben - wenn Sie jeden Tag einmal sündigen, wird das dauerhaft nichts.

Die ganzen Reinigungen lassen sich bequem in den Alltag integrieren, so dass Sie gar nicht viel davon merken werden. Das Einzige was wirklich sehr spürbar ist, ist die Ernährungsumstellung, vorausgesetzt Sie haben in dieser Richtung noch nie etwas gemacht. Die Reinigungen sind jedoch nicht sonderlich spürbar und das ist das Schöne dabei. Es hört sich alles aufregender an, als es in Wirklichkeit ist. ***Es ist wie mit allen Sachen, der richtige Weg bringt einen zum Ziel!*** Und deswegen beginnen wir jetzt mit der Ernährungsumstellung.

2. Die Ernährungsumstellung

Der erste Schritt für Sie ist eine Ernährungsumstellung, vorausgesetzt Sie essen und trinken noch „ganz normal“. Was das genau bedeutet und welche Fehler sie bei einer Umstellung machen können, erkläre ich Ihnen in diesem Kapitel.

Mit „ganz normal“ meine ich z.B. Brötchen, Käse, Wurst, Semmel, Marmelade, Kuchen, Fleisch, Pizza, Currywurst, Nudeln, Fertigprodukte, Süßigkeiten, Kaffee, Alkohol usw. Ich denke Sie wissen was ich meine. Damit muss jetzt aber auch nicht komplett Schluss sein, denn ein zu schneller Umstieg kann auch Probleme mit sich bringen.

Man hört und liest sehr viel über die sagenhaften Auswirkungen von gesunder Ernährung, wie sich Krankheiten verbessern, Übergewicht verschwindet, das allgemeine Wohlbefinden und die Energie steigt, sich das Hautbild verbessert, Schlaf- und Verdauungsstörungen verschwinden und noch sehr viele Dinge mehr. ***Das stimmt auch alles, aber dennoch tritt bei vielen erst einmal das Gegenteil ein und es geht ihnen schlechter als vorher. Was ist wohl passiert?***

Der mit Abstand häufigste Fehler ist, dass viele zu schnell umstellen. Ich bin eher für eine langsame Ernährungsumstellung, weil diese für den Körper am schonendsten und somit auch am wirkungsvollsten ist. Hinzu kommt der Punkt, dass die meisten eine langsame Umstellung besser durchhalten können und das ist schließlich auch wichtig. Ich will damit nicht sagen, dass nur meine Methode das Non plus Ultra ist, aber die wenigsten Probleme bekommt der Körper, wenn er langsam umgewöhnt wird. Und je weniger Probleme sich einstellen, desto effektiver ist es natürlich, weil es so gut wie keine Rückschritte gibt.

Wer sich bislang mit den eben aufgezählten Produkten ernährt hat wird Probleme bekommen, wenn er plötzlich eine sehr ballaststoffreiche Kost zu sich nimmt. Ganz einfach, weil ihm die dafür nötigen Darmbakterien fehlen. Auch plötzlich viel Rohkost zu essen bringt bei vielen Verdauungsprobleme mit sich. Es ist eine ganz normale Reaktion, wenn der Körper hin und wieder rebelliert. Das bedeutet aber meistens nicht, dass man irgendetwas nicht verträgt, sondern dass sich der Körper erst umstellen muss. Auch wenn ausschließlich gesunde Lebensmittel verzehrt werden bedeutet das nicht automatisch, dass ihr Körper vor Freude jubelt. Mein Satz ist immer: „Wenn der Körper Schlechtes gewohnt ist, möchte er das Schlechte auch wiederhaben und nicht das Gute".

Ich habe mich vor ein paar Jahren mal mit jemandem unterhalten, der sich größtenteils von Kaffee und Zigaretten ernährt hat. ***Derjenige hat noch nicht einmal mehr Mineralwasser vertragen!*** Ganz schlimm, wenn man darüber nachdenkt. Und genau heute, wo ich diese Zeilen hier schreibe, habe ich Denjenigen nach vielen Jahren im Baumarkt wieder getroffen. Ich habe ihn kaum erkannt, mich regelrecht erschrocken und dachte so bei mir: Ein typisches Beispiel, wie schnell ein Alterungsprozess voranschreiten kann, wenn man seinen Körper nicht mit dem versorgt, was er benötigt. Das Schlimme ist eigentlich, dass viele einfach nicht wissen was sie ihrem komplettem Organismus antun. Ich habe es mir aber auch abgewöhnt missionarisch unterwegs zu sein, denn „Ungläubige" kann man nicht bekehren. Aber nun weiter zur Ernährungsumstellung!

Die Grundlage dafür, dass ein Körper überhaupt entschlacken kann ist eine Umstellung auf eine Ernährung, die diesen nicht belastet, sondern ihn entlastet und vor allem mit ausreichend Nähr- und Vitalstoffen versorgt. ***Weiterhin sollte diese Ernährung den Körper auch noch zur Entschlackung und Ausleitung von Giften anregen.*** Daher gibt es ein paar Schwerpunkte, die Sie für eine erfolgreiche Umstellung beachten müssen.

2.1 Die Schwerpunkte einer entschlackenden Ernährung

Die Schwerpunkte einer entschlackenden Ernährung entsprechen einer basischen und basenüberschüssigen Ernährung. Die basische Ernährung bedeutet, dass ausschließlich basische Lebensmittel gegessen werden und die basenüberschüssige, dass auch ein geringer Anteil an säurebildenden Lebensmitteln gegessen wird. Womit wir jetzt an dem Punkt angekommen sind, dass ich Ihnen erkläre, was überhaupt basische und säurebildende Lebensmittel sind. Im Anschluss finden Sie passend dazu eine Liste, in der die jeweiligen Lebensmittel einsortiert sind.

Alle Lebensmittel, die es gibt, werden vom Körper unterschiedlich verstoffwechselt. Ein Teil der Lebensmittel wird basisch verstoffwechselt, der andere Teil säurebildend. Die basischen Lebensmittel stellen für den Körper kein Problem dar, die säurebildenden hingegen schon. Ob ein Lebensmittel basisch oder sauer ist lässt sich am Geschmack nicht erkennen. Als Beispiel: Eine Zitrone schmeckt sauer und ist basisch und eine Praline schmeckt süß und ist sauer. Das Lebensmittel, dass untersucht werden soll, wird verbrannt. Der Verbrennungsprozess soll die Verdauung im Körper imitieren. Nun wird bei der übrig gebliebenen Asche anhand des pH-Werts festgestellt, wie sauer oder basisch sie ist. Außerdem wird der Gehalt an säurebildenden Aminosäuren gemessen. So wird festgestellt, in welche Kategorie das jeweilige Lebensmittel gehört.

Würden allerdings nur diese beiden Kriterien zugrunde gelegt, wäre im Ergebnis z.B. Bier, Wein, Nussnougatcreme oder Eis basisch. Demzufolge gibt es auch einige Tabellen im Internet, wo dergleichen zu lesen ist.

Nach so einer Tabelle zu essen und zu trinken ist prima, nur gesund wird so natürlich keiner.

Wichtig ist nicht nur das Basenpotenzial eines Lebensmittels, sondern auch das Gesundheitspotenzial!

Damit Lebensmittel basisch und gesund sind, müssen sie noch weitere Kriterien erfüllen. ***Basische Lebensmittel*** sind reich an basischen Mineralstoffen und arm an säurebildenden Aminosäuren. Statt den Körper zu verschlacken, regen sie die körpereigene Basenbildung an. Außerdem verfügen sie über einen hohen Wassergehalt, wirken entzündungshemmend und fördern die Darmgesundheit.

Säurebildende Lebensmittel sind reich an sauer wirkenden Mineralstoffen, reich an säurebildenden Aminosäuren und können die körpereigene Basenbildung nicht anregen. Sie verhindern körpereigene Entsäuerungsprozesse und führen so zur Schlackenbildung im Körper. Sie verfügen oft über einen sehr niedrigen Wassergehalt, fördern die Entstehung von Entzündungen im Körper und schädigen die Darmflora.

Die säurebildenden Lebensmittel sind unterteilt in gute und schlechte Säurebildner. Die guten Säurebildner sollten unbedingt in eine basische Ernährung integriert werden, während die Schlechten besser gemieden werden. Damit wird dann eine basische Ernährung zu einer basenüberschüssigen. ***Das Verhältnis von basischen und säurebildenden Lebensmitteln sollte 70-80% basisch und 20-30% sauer betragen.*** Eine ausschließlich „basische Ernährung“ ist auf Dauer nicht empfehlenswert, da gerade in den guten Säurebildnern sehr viele für den Körper lebensnotwendige Mineralstoffe und auch Vitamine enthalten sind. Zudem sind viele dieser Lebensmittel sehr ballaststoffreich und liefern dem Körper obendrein hochwertiges pflanzliches Eiweiß.

Selbstverständlich möchte ich Ihnen auch noch den Unterschied zwischen den guten und den schlechten Säurebildnern erklären. Die guten Säurebildner bilden nur wenig Säure, verfügen über wenig säurebildende Mineralstoffe, viele Vitamine, wenig Gifte und Zusatzstoffe. Gerade die Getreideprodukte, Hülsenfrüchte, Saaten und Nüsse bieten außerdem hochwertiges pflanzliches Eiweiß. Die Pseudogetreide, wie z.B. Hirse oder Quinoa sind obendrein glutenfrei.

2.2 Liste basische und säurebildende Lebensmittel

(Quelle: Zentrum der Gesundheit)

Basische Lebensmittel

- alle frischen Obstsorten (nicht gekocht, kein Dosenobst)
- alle Gemüsesorten (kein Dosengemüse)
- alle Blattsalate
- alle Kräuter und Gewürze
- Kartoffeln
- alle Pilze
- alle Sprossen und Keimlinge
- Mandeln, Erdmandeln, Esskastanien
- Lupineneiweiß
- Konjac-Nudeln
- gekeimtes Getreide (z.B. Dinkel, Hirse gekeimt)

Basische Getränke

- Wasser ohne Kohlensäure
- Kräutertee, Ingwertee
- Smoothies
- Mandelmilch
- Kokosmilch

Basische Süßungsmittel

- Stevia

- Xylit
- Erythrit
- selbstgemachter Dicksaft aus Trockenfrüchten und Wasser (im Mixer gemixt)

<u>Gute Säurebildner - Lebensmittel</u>

- alle Bio-Getreidearten, außer Weizen, jedoch grundsätzlich nur in kleinen Mengen
- Getreideprodukte (z.B. Haferflocken, Bulgur, Couscous), aber nicht aus Weizen
- Goldhirse, Braunhirse, Hirseflocken
- Pseudogetreide (z.B. Buchweizen, Quinoa, Amaranth)
- Vollkornreis, Parboiled Reis
- Hülsenfrüchte (z.B. Linsen, Erbsen, Bohnen)
- Mais
- Ölsaaten (z.B. Sesam, Leinsamen, Sonnenblumenkerne, Hanfsamen, Mohn)
- Nüsse
- Hochwertige pflanzliche Proteinpulver (z.B. Hanfprotein, Reisprotein, Erbsenprotein)
- Kakaopulver in Bio-Qualität
- selbst gemachte Schokolade
- Eier aus biologischer Landwirtschaft
- Fisch aus Bio-Aquakultur
- Bio-Tofu und hochwertig fermentierte Bio-Sojaprodukte (z.B. Miso, Tempeh)

<u>Gute Säurebildner - Getränke</u>

- Grüner Tee, Rooibos-Tee
- Lupinenkaffee

- hochwertige pflanzliche Drinks (z.B. Sojadrink, Haferdrink, Reisdrink)
- selbstgemachter Kakao (z.B. aus Mandelmilch und Kakaopulver)

Gute Säurebildner - Süßungsmittel

- Kokosblütenzucker und -sirup
- Yaconsirup

Schlechte Säurebildner - Lebensmittel

- alle Produkte aus Weizen, auch Vollkornweizen
- Getreideprodukte aus Weißmehlen (z.B. Weißbrot, Brötchen, Semmel, Kuchen, Nudeln, Cornflakes etc.)
- Fertigprodukte aller Art
- Milchprodukte (z.B. Käse, Quark, Joghurt etc.) Ausnahme: Butter, Ghee und Sahne in Bio-Qualität werden als neutral eingestuft
- Fleisch- und Wurstwaren
- Eier aus konventioneller Landwirtschaft
- Fisch und Meeresfrüchte aus konventioneller Aquakultur
- stark verarbeitete Sojaprodukte (z.B. das texturierte Sojaprotein TVP)
- Essig, außer naturtrüber Apfelessig
- Ketchup, Senf

Schlechte Säurebildner - Getränke

- alle kohlensäurehaltigen Getränke, auch Wasser mit Kohlensäure
- Kaffee, auch koffeinfreier
- koffeinhaltige Getränke (z.B. Cola, Cappuccino, Espresso)
- Milch
- schwarzer Tee, Früchtetee
- Softdrinks

- Alkohol

<u>Schlechte Säurebildner - Süßungsmittel</u>

- Zucker
- Dicksäfte (z.B. Agavendicksaft)
- Honig (besteht zu fast 80% aus Zucker)

Öle und Fette werden als neutral eingestuft, wobei Sie stets auf eine gesunde Auswahl Wert legen sollten.

Die basenüberschüssige Ernährung ist eine Ernährungsform, die den Säure-Basen-Haushalt perfekt reguliert und den Menschen somit vor Krankheiten und vorzeitigen Alterungserscheinungen schützt. Mein Mann und ich praktizieren diese Ernährungsform seit Jahren und sind rundherum fit und gesund. ***Was die Alterungserscheinungen angeht, wird durch diese Ernährung nicht nur die Verschlackung ausgeschlossen, sondern auch die Zellerneuerung aktiviert und die Lebensdauer der Zellen verlängert.*** Für mich die empfehlenswerteste Ernährungsform überhaupt. Wenn Sie Interesse daran haben, komplett auf eine basenüberschüssige Ernährung umzustellen, kann ich Ihnen gern meinen Ratgeber „Basische Ernährung: Der effektive Weg in ein gesundes Leben“ empfehlen. Doch nun erst einmal zu Ihrer vorübergehenden Ernährungsumstellung.

Sie haben selbstverständlich verschiedene Möglichkeiten, wobei ich eine, wie schon erwähnt, zu extreme Umstellung nicht für sinnvoll halte. Kommen wir nun zu den Schwerpunkten einer entschlackenden Ernährung und gehen diese nun detailliert durch!

2.3 Gemüse, Blattsalate und Obst

Grundsätzlich ist frisches, saisonales und regionales Gemüse, Blattsalate und Obst zu empfehlen. Auf keinen Fall sollten Sie Dosengemüse oder gekochtes Obst essen.

Sie können viel Rohkost essen, vorausgesetzt Sie vertragen das auch. Selbstverständlich können Sie sich auch langsam daran gewöhnen und die tägliche Menge steigern. Sehr empfehlenswert und vor allem verträglicher ist es, sich täglich einen Salat zu machen, bzw. Salate, die mehrere Tage halten, damit man weniger Arbeit hat.

Sie können das Gemüse auch schonend gegart verzehren, wobei Rohkost immer noch gesünder ist. Für eine gute Verdauung ist es nützlich, den Körper mit Nahrungsenzymen zu unterstützen. Diese kommen ausschließlich in frischen, rohen und nicht über 42°C erhitzten Lebensmitteln vor.

Wenn Sie Obst essen müssen Sie darauf achten, dass Sie es grundsätzlich nur auf nüchternen Magen essen. Nur so kann es sofort im Magen verarbeitet werden und in den Verdauungstrakt gelangen. Die Vitamine werden vom Körper richtig aufgenommen und Blähungen gehören der Vergangenheit an (Ausnahme: Menschen mit Fructoseintoleranz, siehe nachfolgendes Kapitel). Jegliche Nahrung, die wir zu uns nehmen, wird immer in der Reihenfolge verdaut, wie wir sie gegessen haben. Wird Obst während oder am Ende einer Mahlzeit gegessen, hat es bereits angefangen zu gären, wenn es an die Reihe kommt, um verarbeitet zu werden.

Eine Sache möchte ich dazu noch erwähnen, und zwar die Fructoseintoleranz (Fruchtzucker-Unverträglichkeit), die ich im nächsten Kapitel aber auch ausführlicher erklären werde. In wenigen Fällen ist diese Unverträglichkeit vererbt. In den meisten Fällen ist sie im Laufe des Lebens erworben. Solche Menschen vertragen kein oder nur wenig Obst und auch nicht auf nüchternen Magen. In diesen Fällen ist es ratsam, sich Obstsorten mit wenig Fruchtzucker auszusuchen, die zudem einen höheren Glucose- wie Fructoseanteil haben, denn dann ist die Verträglichkeit besser. Sehr hilfreich ist es auch, keine Obstsäfte zu trinken und keinen Haushaltszucker zu essen.

Die Frage ist allerdings, die sich diese Menschen stellen müssen, woran liegt es überhaupt, dass sie sich diese Unverträglichkeit erworben haben? Die Antwort und noch mehr interessante Informationen zu diesem Thema finden Sie im nächsten Kapitel.

Ein hoher Konsum von Gemüse und Obst verbessert den Gesundheitsstatus und kann das Risiko für Krebs und Herz-Kreislauf-Krankheiten senken. Das bestätigen zahlreiche Studien.

In unseren Breiten wird aber nicht genug Gemüse und Obst verzehrt, daher wurde in Deutschland die Gesundheitskampagne „5 am Tag" gestartet, um die Notwendigkeit eines größeren und häufigeren Konsums von Gemüse und Obst bekannt zu machen.

Die zentrale Botschaft lautet: Täglich mindestens 5 Portionen Gemüse und Obst essen (3 Portionen Gemüse und 2 Portionen Obst). Das entspricht täglich rund 400 g Gemüse (z. B. 200 g gegartes Gemüse und 200 g Rohkost/Salat) und etwa 250 g Obst. Das Maß für eine Portion ist die eigene Hand. Daraus ergeben sich Mengen, die zu Alter und zur Körpergröße passen. ***(Originalwortlaut Deutsche Gesellschaft für Ernährung e.V.)***

2.3.1 Die verschiedenen Fructose-intoleranzen

Dieses Thema möchte ich nun etwas genauer beleuchten. Auf der einen Seite wird allgemein dazu geraten täglich frisches Obst zu essen und auf der anderen Seite gibt es immer mehr Menschen, die Probleme wie Blähungen oder Durchfall beim Verzehr von Obst bekommen.

? ***Wie passt das zusammen?***
? ***Was sind die möglichen Ursachen?***
? ***Was können Betroffene in solchen Fällen tun?***

Zunächst einmal ist das Problem der im Obst enthaltene Fruchtzucker, die Fructose. Auch in anderen Lebensmitteln befindet sich Fructose, aber viele Obstsorten (besonders in getrockneter Form oder als Saft) haben einen sehr hohen Anteil. Ich möchte Ihnen dazu zuerst die verschiedenen Arten der Fructoseintoleranzen erklären, die es überhaupt gibt. Aufgrund der gravierenden Unterschiede im Hinblick auf die Auswirkungen ist es auch sehr wichtig, zwischen den beiden Arten zu unterscheiden.

Die hereditäre Fructoseintoleranz

Die vererbte Form ist die hereditäre Fructoseintoleranz, wobei „hereditär" erblich oder vererbt bedeutet. ***Hierbei liegt ein genetisch bedingter Mangel des Enzyms Aldolase B vor.*** Aldolase B spaltet die Fruktose in der Leber, den Nieren und dem Darm in Bruchstücke auf. Aufgrund des Enzymmangels bei den Betroffenen bleibt die Spaltung jedoch aus und es kommt zu einer Ansammlung von Fruktose-1-Phosphat in den eben genannten Organen. Dies wiederum führt zur Unterzuckerung, weil der der

Glukose-Stoffwechsel gestört ist, sowie zu Gerinnungsstörungen und schweren Leber-, Nieren- und Darmstörungen. Selbst kleine Mengen Fructose können bereits schwere gesundheitliche Komplikationen auslösen. Der Konsum von Fruchtzucker kann in solchen Fällen sogar lebensgefährlich sein.

Die hereditäre Fructoseintoleranz ist aber eine besondere Form der Fruchtzuckerunverträglichkeit, die sehr selten vorkommt. Die Quote liegt bei etwa 1: 130.000 ***(Quelle: Schäfer C. Fructose: Malabsorption oder Intoleranz? Strategien für die Ernährungstherapie. Ernährungs Umschau 2009;12/09:694-700).*** Andere Quellen sprechen von 1:10.000 bis 1:50.000.

➤ *Die intestinale Fructoseintoleranz*

Weiterhin und viel häufiger vorkommend unterscheidet man die intestinale Fruchtzuckerunverträglichkeit auch Fructosemalabsorption genannt. Bei dieser Form wird Fruchtzucker innerhalb der individuellen Toleranzgrenzen der betroffenen Personen vertragen. Intestinal bedeutet übrigens zum Darm gehörend.

Die Fructosemalabsorption ist hingegen keine Stoffwechsel- sondern eine Resorptionsstörung. Der Körper ist nur eingeschränkt fähig, die Fructose über die Dünndarmschleimhaut in die Blutbahn aufzunehmen. ***Die Ursache liegt an dem Fructosetransporter GLUT-5.*** Dies ist das Protein, was die Aufnahme von Fructose in der Zelle bewerkstelligt. Wenn die Anzahl oder die Leistung von GLUT-5 an der Dünndarmwand gestört oder nicht in ausreichender Menge vorhanden ist, kommt es zu der Unverträglichkeit. Dadurch gelangt der Fruchtzucker in den Dickdarm und wird von dort ansässigen Bakterien zersetzt, wodurch Gase entstehen, die die unangenehmen Symptome hervorrufen.

Innerhalb der Fructosemalabsorption wird auch noch zwischen der primären und der sekundären unterschieden. Eine primäre Fructosemalabsorption liegt vor, wenn der Fructosetransporter GLUT-5 von Natur aus gestört oder nicht in ausreichender Menge vorhanden ist. Bei der sekundären hingegen sind Krankheiten, wie Zöliakie, Morbus Chron, Medikamente aber auch eine Magen-Darm-Entzündung die Ursache, weil die Dünndarmschleimhaut dadurch geschädigt ist. ***Und damit schließt sich der Kreis und wir sind wieder bei der Übersäuerung.***

Wie Sie in dem Kapitel „Welche Krankheiten durch Übersäuerung/Verschlackung entstehen“ erfahren haben, ist eine Übersäuerung auch für Magen- und Darmkrankheiten verantwortlich. Es kann zu einer Verschiebung der pH-Werte in den verschiedenen Körperbereichen kommen, so auch im Magen und im Darm, was in der Folge Krankheiten auslöst. Dadurch kann z.B. eine intestinale Fructoseintoleranz entstehen. Sind die pH-Werte durch eine umfangreiche Entsäuerung wieder im Normalbereich und sind keinerlei Magen- und Darmbeschwerden mehr vorhanden wird auch wieder Fruchtzucker vertragen, vorausgesetzt man hat nicht die hereditäre (vererbte) Intoleranz.

Ein Beispiel würde ich Ihnen gern dazu noch nennen: Ich habe in der Vergangenheit auch mit Betroffenen zu tun gehabt, die unter „Colitis ulcerosa" gelitten haben. Ebenfalls eine Darmerkrankung, die aber den Dickdarm betrifft. Hierbei kommt es zu Geschwüren und es treten Symptome wie blutiger Durchfall und Bauchkrämpfe auf. Laut Ärzten ist die genaue Ursache noch ungeklärt, geheilt werden kann die Krankheit nicht und behandelt wird sie mit Medikamenten. ***Ich habe es bei den Betroffenen erlebt, dass sie nach einer dauerhaften Ernährungsumstellung mit ausreichenden Entsäuerung von ihrer „Colitis ulcerosa“ nichts mehr gespürt haben.*** Dieses Beispiel verdeutlicht, dass es sehr gut möglich ist, Magen- und Darmkrankheiten zu lindern oder gar zu beseitigen und so gleichzeitig Intoleranzen entgegenzuwirken. Sie merken schon, es hängt alles zusammen.

Jeder, der unter der Fructosemalabsorption leidet, hat seine individuelle Toleranzgrenze in Bezug auf die Fruchtzuckermenge. Deshalb kann man leider keine genaue Angaben machen, was und wieviel Betroffene essen dürfen, damit es verträglich bleibt. Wichtig ist auf jeden Fall, das Obst nicht auf nüchternen Magen zu essen, im Gegensatz zu einem gesunden Menschen. Auch verbessert der gleichzeitige Verzehr von Glucose die Fructoseaufnahme im Körper. Die Resorption der Fructose aus dem Darm in die Blutbahn wird durch die Glucose erhöht. Weiterhin stehen Zuckeralkohole wie Sorbit, Xylit, Maltit oder Mannit im Verdacht den GLUT-5 Transporter zu blockieren und sollten bei einer Fructosemalabsorption möglichst gemieden werden.

Auch als gesunder Mensch ohne Intoleranz ist es sinnvoll, sich Obstsorten mit einem nicht so hohen Fructoseanteil aussuchen, denn Fructose ist Zucker - ein Einfachzucker und gehört zu den Kohlenhydraten. Der gute Ruf, den Fructose lange Zeit hatte, ist durch neue Forschungsergebnisse mittlerweile dahin und so gilt Fructose in den USA bereits als Dickmacher Nr. 1. Wichtig ist aber, dass man unterscheidet, ob sich die Fructose in einer Frucht oder z.B. in einem Fruchtsaft befindet. ***Der Abbau normaler Fructosemengen beim Verzehr von Obst und Gemüse sind für den Körper kein Problem, da er außerdem Ballaststoffe, sekundäre Pflanzenstoffe, Vitamine und Mineralstoffe erhält.*** Bei einem Fruchtsaft hingegen bekommt der Körper keine Ballaststoffe, aber sehr viel Fruchtzucker. Um ein Glas Orangensaft zu trinken muss man schon einige Apfelsinen auspressen und so summiert sich schnell die Fruchtzuckermenge. Besonders viel Fructose steckt aber auch in Dicksäften, wie sie gern zum Süßen verwendet werden. Auch Trockenfrüchte, Honig und Sirup haben einen hohen Gehalt.

Die Frage nach der empfohlenen täglichen Verzehrmenge ist leider nicht eindeutig zu beantworten, da die allgemeinen Angaben von 12 g – 80 g reichen. Aus dem Grund kann ich leider keine verbindliche Aussage treffen. Zum Vergleich: Der durchschnittliche Amerikaner nimmt täglich 100 g Fructose zu sich – doppelt so viel wie ein Europäer! Persönlich muss ich sagen, dass beide Mengen eindeutig zu viel sind.

Nachfolgend habe ich eine Tabelle für Sie, mit gängigen Lebensmitteln, vorwiegend Obst- und Gemüsesorten, woraus der jeweilige Fructose- und Glucosegehalt hervorgeht. Auch das Verhältnis Glucose und Fructose zueinander ist angegeben.

Die Werte sind jeweils in g auf 100 g des jeweiligen Lebensmittel angegeben (Quelle: http://lebensmittelunvertraeglichkeiten.de/):

Nahrungsmittel	Fructose	Glucose	Verhältnis G/F
Ananas	2,92	2,65	0,91
Apfel	6,02	2,29	0,38
Aprikose	1,74	2,87	1,64
Aprikose, getrocknet	8,72	18,79	2,16
Artischocke	1,73	0,77	0,45
Aubergine	1,08	1,09	1
Avocado	0,17	0,11	0,64
Bambussprossen	0,46	0,43	0,93
Banane	4,12	4,46	1,08
Birne	6,88	2,06	0,3
Blaukraut	1,39	1,79	1,29
Blumenkohl	0,89	0,98	1,1

Nahrungsmittel	***Fructose***	***Glucose***	***Verhältnis G/F***
Broccoli	1,01	0,91	0,9
Brombeere	2,74	2,66	0,97
Champignon	0,18	0,12	0,69
Chicorée	0,77	1,34	1,74
Chinakohl	0,51	0,59	1,15
Cola	3,54	3,93	1,11
Dattel	31,15	33,8	1,09
Dattel, getrocknet	27,21	27,27	1
Eisbergsalat	0,82	0,77	0,94
Erdbeere	2,38	2,26	0,95
Feige, getrocknet	24,38	26,53	1,09
Feldsalat	0,23	0,41	1,82
Fenchel	1,12	1,27	1,13
Granatapfel	8,2	7,55	0,92
Grapefruit	2,44	2,61	1,07
Grüne Bohnen	1,14	0,9	0,79
Grünkohl	1,02	0,81	0,8
Guave	3,23	2,28	0,71
Gurke	0,91	0,87	0,96
Heidelbeere	3,88	3,09	0,8
Himbeere	2,29	2	0,87
Honig	38,88	34,23	0,88
Honigmelone	1,68	1,56	0,93
Johannisbeere, rot	2,89	1,83	0,63

Nahrungsmittel	***Fructose***	***Glucose***	***Verhältnis G/F***
Johannisbeere, schwarz	2,1	2,88	1,37
Kaki	9	8	0,89
Kaktusfeige	2,6	6,05	2,33
Kartoffel	0,23	0,23	1
Kichererbse	0,21	0,25	1,19
Kiwi	4,76	4,49	0,94
Kohlrabi	1,38	1,53	1,11
Kürbis	1,23	1,4	1,14
Limetten	0,9	0,9	1
Litschi	4,28	6,08	1,42
Mandarine	1,98	2,36	1,19
Mango	4,1	2,05	0,5
Mangold	0,44	0,6	1,37
Möhre	1,5	1,63	1,08
Nektarine	2,46	2,5	1,01
Okra	0,9	0,77	0,85
Orange	3,22	2,77	0,86
Papaya	0,86	1,38	1,6
Paprika, grün	1,3	1,5	1,15
Paprika, rot	3,35	2,5	0,75
Pastinake	0,83	0,75	0,9
Petersilie, Blatt	1,36	1,62	1,19
Petersilie, Wurzel	0,68	0,58	0,85
Pfirsich	1,73	1,63	0,94

Nahrungsmittel	***Fructose***	***Glucose***	***Verhältnis G/F***
Pflaume	2,38	3,26	1,37
Pflaume, getrocknet	10,06	18,21	1,81
Porree	1,3	1,13	0,87
Preiselbeere	3,05	2,55	0,84
Quitte	4,6	2,94	0,64
Radieschen	0,72	1,36	1,89
Rhabarber	0,55	0,56	1,02
Rosenkohl	0,96	1,16	1,21
Rosine	31,97	21,06	0,66
Rotkohl	1,7	1,6	0,94
Rotwein	0,13	0	0
Sauerkirsche	4,25	5,15	1,21
Schwarzwurzel	1,42	0,4	0,28
Sellerie	0,51	0,51	1
Spargel	1,07	0,77	0,72
Spinat	0,14	0,11	0,81
Stachelbeere	3,57	3,31	0,93
Steckrübe	1,95	2,3	1,18
Steinpilz	0,28	0,15	0,54
Sternfrucht	4,85	4,5	0,93
Süßkartoffel	1,5	1,6	1,07
Süßkirsche	7,3	8,15	1,12
Tomate	1,29	1,1	0,85
Trauben	7,32	7,14	0,98

Nahrungsmittel	***Fructose***	***Glucose***	***Verhältnis G/F***
Wassermelone	3,97	2,05	0,52
Weintrauben	7,9	7,3	0,92
Weißkohl	1,85	2,04	1,1
Weißwein	0,41	0,39	0,96
Weizen, Korn	0,12	0,1	0,83
Weizenbier	0,06	0	0
Wirsing	1,19	1,22	1,03
Zitrone	1,2	1,25	1,04
Zucchini	0,98	0,9	0,92
Zwiebel	1,58	1,98	1,25

2.4 Pflanzliche Proteine

Pflanzliche Proteinquellen haben sehr viele Vorteile gegenüber tierischen Proteinquellen. Zum einen enthalten sie in den meisten Fällen wenig Fett und sind somit kalorienärmer. Zum anderen ist pflanzliches Eiweiß bis zu 40 Mal schneller verdaulich und bis zu 10 Mal besser für den Körper verwertbar als tierisches aus Fleisch, Geflügel und Fisch.

Ein weiterer Aspekt ist, dass tierische Eiweiße einen sehr hohen Gehalt an Purinen aufweisen. Purine sind Bestandteil jeder Zelle und für die Erbsubstanz und den Aufbau neuer Zellen notwendig. Beim Abbau der Purine entsteht jedoch Harnsäure, die über die Nieren wieder ausgeschieden werden muss. ***Beim häufigen Verzehr purinreicher Lebensmittel steigt der Harnsäurespiegel im Blut und kann somit zu Ablagerungen in den Gelenken führen.*** Gicht ist z.B. eine typische Krankheit, die dadurch entsteht.

Schaut man sich Übersichten über purinreiche und purinarme Lebensmittel an, findet man unter purinreich auch pflanzliche Lebensmittel, wie Hülsenfrüchte, aber auch bestimmte Gemüsesorten, wie Spargel und Rosenkohl. Deshalb gilt z.B. Spargel in manchen Säure-Basen-Tabellen als säurebildend. Was allerdings oftmals in diesen Übersichten fehlt ist die genaue Angabe des Purin- und Harnsäurewertes. Vergleicht man diesen stellt man fest, dass kein Spargel mit Fleisch mithalten kann. Genauso ist auch die Menge entscheidend, die normalerweise von einem Lebensmittel verzehrt wird. 100 g Fleisch sind lediglich ein kleines Stückchen und damit gibt sich im Normalfall keiner zufrieden, während 100 g weiße Bohnen wohl eher keiner bei einer Mahlzeit essen wird.

Bei den pflanzlichen Lebensmitteln haben allerdings Sojaprodukte einen außerordentlich hohen Purin- und Harnsäurewert und sollten deshalb nicht verzehrt werden. In der Liste mit den basischen und säurebildenden Lebensmitteln finden Sie die jeweilige Einsortierung der verschiedenen Sojaprodukte. So ist ein Bio-Tofu z.B. ein guter Säurebildner und das stark texturierte Sojaprotein TVP (Sojafleisch) ein schlechter Säurebildner.

✓ *Das Lupinenprotein*

Eine gute pflanzliche und vor allem basische Eiweißquelle ist das Lupinenprotein auch Lupinenmehl genannt. Gleichzeitig verfügt das Lupinenprotein über ein vollständiges Aminosäureprofil und kann dadurch andere Proteinquellen vervollständigen. Das bedeutet folgendes: Der Mensch braucht täglich 20 verschiedene Aminosäuren, wovon er 8 (essentiell) mit der Nahrung zu sich nehmen muss und die anderen 12 (nicht essentiell) vom Körper selbst herstellt werden. In den meisten pflanzlichen Eiweißquellen befinden sich nicht alle 8 essentiellen Aminosäuren. Bei der Lupine ist das anders, denn diese enthält sogar alle 20 Aminosäuren. So kann das Lupineneiweiß sehr gut mit jeder anderen pflanzlichen Quelle kombiniert werden.

Der Eiweißgehalt beträgt je nach Hersteller um die 43 g auf 100 g. ***Die Lupine enthält wenig Fett und Kohlenhydrate, viele Ballaststoffe, sehr viele Mineralstoffe, Vitamine, sekundäre Pflanzenstoffe und Antioxidantien.*** Für Erdnussallergiker könnte es zu einer Kreuzallergie kommen, ansonsten weist das Lupineneiweiß kein höheres Allergiepotenzial als andere Hülsenfrüchte auf.

Das Lupinenprotein schmeckt leicht nussig, hat eine gelbe Farbe und kann zum Backen, Kochen oder als Shake verzehrt werden.

Weitere gute pflanzliche Eiweißquellen

- Ölsaaten (z.B. Sesam, Leinsamen, Sonnenblumenkerne, Hanfsamen, Chiasamen, Mohn)
- Nüsse, Mandeln
- Haferflocken
- Hülsenfrüchte (z.B. Linsen, Bohnen, Erbsen)
- Pseudogetreide (z.B. Buchweizen, Quinoa, Amaranth)
- Goldhirse, Braunhirse
- Vollkornreis
- hochwertige Proteinpulver wie Hanf-, Erbsen- oder Reisprotein

Fleisch, Fisch, Eier

Die tierischen Eiweißquellen wie Fleisch, Fisch und Eier sollten nach Möglichkeit gar nicht oder nur in ganz geringen Mengen verzehrt werden. Zu beachten ist, dass Fisch und Eier in guter Bio-Qualität zu den guten Säurebildnern gehören, während Fleisch ein schlechter Säurebildner ist und besser komplett gemieden werden sollte.

Milch und Milchprodukte

Milch und Milchprodukte sind ebenfalls schlechte Säurebildner und rauben dem Körper Calcium und weitere Mineralstoffe, statt wie die meisten denken, ihn mit diesen zu versorgen. Der Grund dafür ist, dass das Phosphor-Calcium-Verhältnis in Milch und besonders in Käse sehr ungünstig ist. Dies führt dazu, dass der Körper das Calcium nicht richtig aufnehmen kann. Durch die starke Säurebelastung, die im Körper entsteht, verbraucht der Körper obendrein basische Mineralstoffe und dazu gehört Calcium. Da er mehr Mineralstoffe zum Neutralisieren der Milch und Milchprodukte braucht, als er von ihnen bekommt, muss er die körpereigenen Reserven anzapfen. Und als wenn das nicht schon ausreichen würde, führt das in diesen Produkten enthaltene Jod zu einer erhöhten Hormonproduktion der Nebenschilddrüse, was zur Folge hat, dass wieder Calcium aus den Knochen geraubt werden muss, um den Calciumspiegel im Blut konstant zu halten.

Als Alternative bietet sich Pflanzenmilch an, wie z.B. Mandel-, Soja- oder Hafermilch. Ich darf Ihnen leider keine Produkte empfehlen, aber dafür habe ich hier für Sie einen Original-Ausschnitt aus dem ÖKO-TEST Magazin März 2019. Es wurden verschiedene Pflanzendrinks getestet. ***(Quelle:** **ÖKO-Test März 2019 - Pflanzlicher Milchersatz im Test: Diese Alternativen zu Milch empfehlen wir):***

Pflanzenmilch im Test

18 Sorten Hafermilch, Mandelmilch und Sojamilch. 14 davon sind Bio-Produkte. Der Schwerpunkt liegt mit neun Produkten auf den besonders umweltschonenden Haferdrinks. Aber auch sechs Sojadrinks und drei Mandeldrinks haben wir in die Labore geschickt.

Sie untersuchten die Pflanzendrinks unter anderem auf Glyphosat, Reste von Reinigungsmitteln und giftige Schwermetalle. Die Sojadrinks ließen wir auf gentechnisch veränderte Organismen (GVO) analysieren. Auch eine Geschmacks- und Geruchsprobe durch Experten stand an.

Das Ergebnis

Insgesamt erhalten neun getestete Pflanzendrinks das Gesamturteil "sehr gut". Vor allem die Bio-Produkte und die Haferdrinks im Test überzeugen. Zwei Milchersatzprodukte sind "gut". Ein Sojadrink von Edeka schneidet "mangelhaft" ab. Der Rest liegt irgendwo im Mittelfeld. Ausgerechnet die Sojamilch *Alpro Soya Original + Calcium* ist das Schlusslicht im Test, sie ist als einziges Produkt "ungenügend".

✓ *Hafermilch im Test oft empfehlenswert*

Viele der Haferdrinks im Test können wir empfehlen: Sie haben kein Problem mit Gentechnik, Glyphosat oder bedenklichen Schwermetallen. Umso besser, dass Hafer meist aus heimischem Bio-Anbau stammt. Das bedeutet kurze Transportwege und einen umweltschonenden Anbau ohne Pestizide. Dass die Sensorikexperten in einigen Haferdrinks einen „leicht bitteren Geschmack“ festgestellt haben, ändert nichts an dem oft „sehr guten“ Gesamturteil.

Vergleichsweise schlecht steht es hingegen um etliche Sojadrinks. Lediglich einen Sojadrink im Test empfehlen wir mit „sehr gut“. Bemängelt haben wir vor allem GVO-Spuren und zu hohe Nickelgehalte.

Ich hoffe, dieser Ausschnitt aus der ***„ÖKO-Test März 2019“*** hilft Ihnen bei der Wahl nach guten Milchalternativen. Wenn Sie Interesse daran haben, sich z.B. eine Hafermilch selbst herzustellen, finden Sie auf meiner Website ein kostenloses Rezept dafür. Die Zubereitungszeit beträgt gerade mal ein paar Minuten.

Damit kommen wir nun zum nächsten Kapitel, den Kohlenhydraten.

2.5 Vollwertige Kohlenhydrate

Kohlenhydrate gehören neben Proteinen und Fetten zu den drei Makronährstoffen. Makronährstoffe liefern dem Körper Energie (Kalorien), während Mikronährstoffe wie Mineralstoffe und Vitamine keine Energie liefern, aber dennoch sehr viele lebenswichtige Funktionen zu erfüllen haben. Die vier unterschiedlichen Arten von Kohlenhydraten sind:

- ***Zucker*** (süße kurzkettige Kohlenhydrate) z.B. Glucose, Fructose, Mannose, Galactose, Saccharose, Lactose, Maltose
- ***Mehrfachzucker*** (nicht süße langkettige Kohlenhydrate) z.B. Getreideprodukte, Kartoffeln, Nüsse und Hülsenfrüchte
- ***Ballaststoffe*** (unverdauliche Faserstoffe)
- ***Zuckeralkohole*** z.B. Xylit, Erythrit, Sorbit

Kohlenhydrate sind heutzutage sehr umstritten. Jeder kennt die „Low Carb Ernährung", was bedeutet man sollte wenig Kohlenhydrate zu sich nehmen. Genauso gibt es aber auch eine „High Carb Ernährung", die das Gegenteil besagt. Die Deutsche Gesellschaft für Ernährung empfiehlt, mindestens die Hälfte des Energiebedarfs mit Kohlenhydraten zu decken. Wer hat jetzt Recht?

Es kommt sehr wohl auch auf den Einzelnen an, ob Kohlenhydrate für ihn gut oder schlecht sind. Es gibt Menschen, denen ein niedriger Kohlenhydratverzehr gut bekommt, genauso gibt es aber auch Menschen, denen es bei einem reichlichem Kohlenhydratekonsum gesundheitlich besser geht. Da es aber unterschiedliche Arten von Kohlenhydraten gibt, finde ich es sehr wichtig, dass nicht die Frage nach der Quantität, sondern die Frage nach der Qualität im Vordergrund stehen sollte. Vollwertige Kohlenhydrate, die aus weitestgehend unverarbeiteten Lebensmitteln bestehen und über ihren natürlichen Ballaststoffgehalt verfügen sind gute und gesunde Kohlenhydrate. Des Weiteren weisen diese Kohlenhydrate einen niedrigen glykämischen Index auf, was bedeutet, dass sie den Blutzuckerspiegel nicht so stark aus dem Gleichgewicht bringen, wie die schlechten Kohlenhydrate. Schlechte Kohlenhydrate sind wie jeder weiß z.B. Zucker, aber auch Weißmehle. Beim sogenannten Auszugsmehl (Weißmehl) wird die Randschicht vom Korn entfernt und damit auch die Ballaststoffe und Vitalstoffe (Makro- und Mikronährstoffe). So sind natürlich auch sämtliche daraus hergestellte Produkte, wie Teig- und Backwaren aus Zucker und Weißmehlen ungesunde und somit schlechte Kohlenhydrate. Die schlechten Kohlenhydrate verursachen starke Blutzuckerschwankungen, was zum einen zu Heißhungerattacken und Übergewicht führt. Zum anderen werden diese auch in Verbindung mit chronischen Entzündungsprozessen gebracht, da sie diese fördern und verstärken können.

Die Hauptaufgabe von Kohlenhydraten besteht in der Energiebereitstellung und so werden die meisten Kohlenhydrate zu Glucose abgebaut und dann in Energie umgewandelt. Wenn aber kein Energiebedarf besteht, wird die Glucose in Fett umgewandelt und in den Fettzellen gespeichert. ***Ballaststoffe stellen hier eine Ausnahme dar, denn sie liefern kaum Energie, weil sie nicht verdaut werden können.*** Zumindest trifft das auf den Großteil der Menschen zu. Es gibt aber auch Menschen, die besonders viele Darmbakterienstämme besitzen, die Ballaststoffe verstoffwechseln können. So liefern bei diesen Personen dann auch Ballaststoffe noch zusätzliche Kalorien. Hier könnte z.B. auch eine Darmsanierung helfen, die Zusammensetzung der Darmflora wieder so zu verändern, dass Ballaststoffe eben nicht im Übermaß abgebaut werden und auch nicht mehr zum Übergewicht beitragen.

Es liest sich auch immer mal wieder, dass die kurzkettigen Kohlenhydrate die schlechten und die langkettigen die guten wären. Das ist nicht richtig, denn dann wäre Obst ungesund und Weißbrot gesund. Nachfolgend habe ich deshalb eine Liste für Sie mit guten und schlechten Kohlenhydraten zusammengestellt.

Gute Kohlenhydrate

- alle frischen Obstsorten (nicht gekocht, kein Dosenobst)
- alle Gemüsesorten (kein Dosengemüse)
- alle Blattsalate
- Kartoffeln und Süßkartoffeln
- Hülsenfrüchte (z.B. Linsen, Erbsen, Bohnen)
- Nüsse und Mandeln
- Ölsaaten (z.B. Sesam, Leinsamen, Sonnenblumenkerne, Hanfsamen, Mohn)
- alle Vollkorngetreide (z.B. Dinkel, Hafer, Gerste) außer Weizen
- Pseudogetreide (z.B. Buchweizen, Quinoa, Amaranth)
- Goldhirse, Braunhirse, Hirseflocken
- Vollkornreis, Parboiled Reis

Schlechte Kohlenhydrate

- Zucker und alle Produkte, die Zucker enthalten
- Weißmehl (=Auszugsmehl) und Weißmehlprodukte
- weißer, polierter Reis
- stark verarbeitete Kartoffelprodukte (z.B. Kartoffelchips, Fertigkartoffelpüree, Fertigpuffer)

Eine Liste mit ***einzeln*** aufgeführten Lebensmitteln, die schlechte Kohlenhydrate enthalten wäre sehr lang, da Zucker z.B. fast überall enthalten ist. Von der Cola, Softdrink, Süßigkeiten über den Kuchen, Kekse bis zum Ketchup und der Pizza. Genauso verhält es sich mit den Auszugsmehlen. Helle Brötchen, Weißbrot, Semmel, Kuchen und Nudeln sind die Produkte, woran man als erstes denkt. Knabbersachen, wie Salzstangen, Käsestangen aus Blätterteig und Cracker aber auch Zwieback, Fladenbrot und Pizzateig sind ebenfalls aus Weißmehlen gemacht. Selbst das dunkle Brot wird in den meisten Fällen nur aus Auszugsmehlen hergestellt, da die dunkle Farbe z.B. mit Malz- oder Zuckerrübensirup erzeugt wird, womit dann auch gleich wieder Zucker enthalten ist.

Wenn Sie die Liste der guten und schlechten Kohlenhydrate mit der Liste der basischen und säurebildenden Lebensmittel vergleichen werden Sie feststellen, dass das Ganze sehr gut zusammen harmoniert. Bei den guten Kohlenhydraten sind Obst, Gemüse, Blattsalate und Kartoffeln basisch und der Rest gute Säurebildner, die in eine basenüberschüssige Ernährung integriert werden. Die schlechten Kohlenhydrate sind auch alles schlechte Säurebildner, die man meiden muss, wenn man entschlacken möchte. Aber nicht nur dann, denn wer auch dauerhaft etwas für seine Gesundheit tun möchte, sollte diese Produkte besser immer meiden. Natürlich ist hin und wieder gegen eine Ausnahme nichts einzuwenden.

Getreide

Eine Sache möchte ich noch separat ansprechen und zwar das Thema Getreide. Es ist bekannt, dass manche Menschen auf glutenhaltiges Getreide empfindlich reagieren, bis hin zur kompletten Unverträglichkeit. Glutenintoleranz, Glutensensitivität, Zöliakie, Sprue... diese Begriffe werden bei einer Glutenunverträglichkeit verwendet, wobei es hier Unterschiede gibt. ***Glutenintoleranz ist im Prinzip der Oberbegriff.***

- Glutensensitivität bedeutet, dass die Personen empfindlich auf Gluten reagieren, aber gewisse Mengen vertragen können.
- Zöliakie oder Sprue ist eine Autoimmunerkrankung, bei der kein Gluten verzehrt werden darf. Als Zöliakie bezeichnet man die Erkrankung im Kindesalter und als Sprue im Erwachsenenalter.

Die Symptome einer Zöliakie/Sprue sind recht eindeutig und äußern sich in Durchfall, Bauchschmerzen, Gewichtsverlust und Nährstoffmangel. Die Diagnose lässt sich relativ sicher anhand einer Biopsie feststellen. Die Diagnose einer Glutensensitivität hingegen ist nicht eindeutig feststellbar, da neben Verdauungsbeschwerden auch weitere Symptome wie Kopfschmerzen, Schlafstörungen, Konzentrationsstörungen, Erschöpfung, ein Gefühl des Benebeltseins, Schwindel, ADHS, Stimmungsschwankungen oder Übergewicht, was sich trotz Diät nicht abbauen lässt, hinzukommen können.

Es ist schon erstaunlich, was Gluten so anrichten kann und vor allem, dass viele Menschen Beschwerden haben, die sie aber niemals mit Gluten in Verbindung bringen. ***Auf jeden Fall ist es von Vorteil, während der Entschlackung auf glutenfreies Getreide und Pseudogetreide umzusteigen, zumindest vorwiegend.***

2.6 Gesunde Öle und Fette

Bei einer ausgewogenen Ernährung ist es sehr wichtig ein besonderes Augenmerk auf die Öle und Fette zu legen, die man zu sich nimmt. Oftmals findet das leider zu wenig Beachtung und man sieht in Rezepten für eine entschlackende Ernährung gesundheitsgefährdende Öle. So etwas ist für meine Begriffe nicht verständlich und deswegen möchte ich Sie gern über das Thema aufklären.

Alle Öle und Fette, die der Mensch mit der Nahrung zu sich nimmt, bestehen aus drei unterschiedlichen Fettsäurearten:

- ✓ ***gesättigte Fettsäuren*** *nicht essentiell*
- ✓ ***einfach ungesättigte Fettsäuren (= Omega 9)*** *nicht essentiell*
- ✓ ***mehrfach ungesättigte Fettsäuren (= Omega 3 + 6)*** *essentiell*

Essentiell bedeutet, dass die Fettsäuren für den Körper lebensnotwendig sind, er diese aber nicht selbst herstellen kann. So müssen die Omega-3- und Omega-6-Fettsäuren mit der Nahrung aufgenommen werden.

Die ***gesättigten Fettsäuren*** finden sich überwiegend in Fetten tierischen Ursprungs wie Fleisch- und Wurstwaren und Milch- und Milchprodukten. Die pflanzliche Ausnahme mit einem hohen Anteil bilden das Kokos-, Walnuss und Palmöl.

Die einfach ungesättigten Fettsäuren sind sowohl pflanzlichen wie auch tierischen Ursprungs und befinden sich z.B. in Pflanzenölen, Nüssen und Samen aber auch in Butter, Käse, Fleisch und Fisch.

Die ***mehrfach ungesättigten Fettsäuren*** stammen vorwiegend von Pflanzenölen, Nüssen und Samen, aber auch von fettreichen Fischen und bestimmten Mikroalgen.

➤ *Die essentiellen Omega-6-Fettsäuren*

Die Wichtigsten Omega-6-Fettsäuren sind:

- ***Linolsäure (LA)***
- ***Gamma-Linolensäure (GLA)***
- ***Arachidonsäure (AA)***

Omega-6-Fettsäuren sind an Wachstums- und Reparaturprozessen beteiligt, tragen zum Energie- und Sauerstoffhaushalt bei und sind wichtig für das Herz und die Haut. Sie sind zwar lebensnotwendig, bringen aber leider auch Nachteile für den Körper. So senken sie z.B. das schlechte LDL-Cholesterin, aber auch gleichzeitig das gute HDL-Cholesterin. Sie produzieren freie Radikale zur Abwehr schädlicher Substanzen, fördern dadurch aber entzündliche Prozesse im Körper und wirken gefäßverengend. Omega-6-Fettsäuren kommen in sehr vielen Lebensmitteln vor, weshalb ein Mangel so gut wie ausgeschlossen wird.

➤ *Die essentiellen Omega-3-Fettsäuren*

Einen besonderen Stellenwert nehmen die Omega-3-Fettsäuren ein, da sie ein wahres Multitalent für den Organismus sind. Sie senken die Blutfettwerte (Triglyceride) und den Blutdruck, verbessern die Fließeigenschaften des Blutes, beugen Thrombosen vor, reduzieren den Blutzuckerspiegel, lindern Entzündungen, verbessern die Schlafeigenschaften, fördern die Denkleistung und beugen Demenz vor.

Es gibt verschiedene Omega-3-Fettsäuren und die Wichtigsten sind:

- ***Alpha-Linolensäure (ALA)***
- ***Eicosapentaensäure (EPA)***
- ***Docosahexaensäure (DHA)***

Die für die Gesundheit wichtigeren Fettsäuren sind **EPA** und **DHA**. Diese sind aber wiederum nur in fettreichen Fischen und einigen Mikroalgen, die den Fischen u.a. als Nahrung dienen, vorhanden. In pflanzlichen Produkten, wie Ölen oder Samen kommt ausschließlich **ALA** vor. Diese kann der Körper wiederum zu EPA (Eicosapentaensäure) und DHA (Docosahexaensäure) umwandeln, allerdings nur zu einem gewissen Prozentsatz.

Hierzu ein Rechenbeispiel:

- Ein Esslöffel (10 ml) Leinöl enthält 5.500 mg ALA
- Die Umwandlungsrate liegt bei 5 - 10 % in EPA und 2 - 5 % in DHA
- Der Anteil beträgt somit 275 - 550 mg EPA und 110 - 275 mg DHA
- Der Tagesbedarf von EPA und/oder DHA beträgt 250 mg lt. ***DGE (Deutsche Gesellschaft für Ernährung)***

Anhand der errechneten Werte ist ersichtlich, dass mit dem täglichen Verzehr von Leinöl eine ausreichende Versorgung gewährleistet werden kann. Es gibt aber auch viele individuelle Faktoren, die Einfluss auf die Umwandlungsrate nehmen können, sowohl im negativen wie auch im positiven Sinn.

Wer deshalb auf der ganz sichereren Seite sein möchte, kann eine Fettsäure-Analyse machen lassen. So ein Test ist kostenpflichtig (ab ca. 65 Euro) und man kann ihn sich z.B. im Internet bestellen. Die Auswertung erfolgt dann durch ein unabhängiges Labor.

Gehemmt wird die Umwandlung aber grundsätzlich, wenn gleichzeitig zu viel Linolsäure (eine Omega-6-Fettsäure) verzehrt wird. Daher ist es sehr wichtig, den Anteil an Linolsäure so gering wie möglich zu halten.

✓ *Das Omega-6- zu Omega-3-Verhältnis*

Wie eben schon erwähnt, ist das richtige Verhältnis von Omega-6 zu Omega-3 sehr wichtig, da ein Übermaß an Linolsäure die Verarbeitung bzw. Umwandlung von Omega-3 verhindert. Auch umgekehrt könnte diese hemmende Wirkung eintreten, allerdings kommen die Omega-6-Fettsäuren bedeutend häufiger in der Nahrung vor als die Omega-3-Fettsäuren.

Das richtige Verhältnis ist 2:1 bis 5:1. Das bedeutet 2 bis 5 Teile Omega-6 zu einem Teil Omega-3. In der Muttermilch liegt das Verhältnis bei 2:1 bis 1:1. In der heutigen Ernährung ist dieses Verhältnis bei den meisten extrem verschoben. Dieses Ungleichgewicht bewirkt einen Anstieg entzündungsauslösender Stoffe im Körper, welches zwangsläufig zur Entstehung von Krankheiten führt.

Hier nun einige Beispiele von gängigen Ölen:

Ölsorte	**Omega-6**	**Omega-3**
Sonnenblumenöl	282	1
Distelöl	155	1
Traubenkernöl	145	1
Kürbiskernöl	102	1
Maiskeimöl	57	1
Sesamöl	22	1
Olivenöl	11	1
Avocadoöl	8	1
Walnussöl	5	1
Hanföl	3	1
Rapsöl	2	1
Leinöl	1	4

Die ersten Öle sind aufgrund ihres schlechten Omega-Verhältnisses ungesund, auch wenn sie in manchen Zeitschriften oder im Internet als gesund angepriesen werden mit der Begründung, sie enthalten viel Vitamin E. Dies enthalten gesunde Öle auch. Der absolute Vitamin E Spitzenreiter ist das Hanföl, welches obendrein das beste aller Öle ist. Ein guter Esslöffel täglich reicht aus und mit den richtigen Omegas ist man auch noch bestens versorgt.

Besonders bei Rapsöl sollte beim Kauf darauf geachtet werden, dass es kaltgepresst ist. Die meisten Rapsöle sind jedoch raffiniert, d.h. durch Heißpressung gewonnen und desodoriert (Geruchs- und Geschmacksstoffe entzogen). Bei dieser Art der Herstellung kommen sehr hohe Temperaturen zum Einsatz. Die Folge ist, dass bei der Herstellung von raffiniertem Rapsöl die gefährlichen Transfettsäuren entstehen, die krebserregende Stoffe enthalten.

Natürlich würde das auch mit den anderen Ölen passieren, wenn diese raffiniert wären. Es ist nur so, dass bei Olivenöl, Walnussöl, Hanföl und Leinöl zum einen die meisten wissen, dass das kaltgepresste Öle sind - zum anderen steht auf diesen Ölen immer nativ (kaltgepresst = nicht raffiniert) drauf, während es für heißgepresst (raffiniert) keine Kennzeichnungspflicht gibt. Wenn Sie also ein Rapsöl haben wo nichts draufsteht, können Sie davon ausgehen, dass es heißgepresst und somit ungesund ist.

✓ *Gesättigte und ungesättigte Fettsäuren*

Jetzt möchte ich Sie noch über die gesättigten und ungesättigten Fettsäuren aufklären. Es wird immer behauptet, die gesättigten Fettsäuren sind die ungesunden und die ungesättigten sind die gesunden. Das ist nicht richtig. Öle sind ungesättigte Fettsäuren und wie sie gesehen haben kommt es auf das richtige Omega-Verhältnis an, ansonsten lösen die ungesättigten Fettsäuren Entzündungen im Körper aus. Gesättigte Fettsäuren hingegen stehen im Verdacht den Cholesterinspiegel zu erhöhen. Das tun sie auch, aber sie erhöhen auch das gute Cholesterin und verbessern damit den Cholesterinquotienten. Der Cholesterinquotient ist das Verhältnis zwischen dem guten und dem schlechten Cholesterin. Je besser der Quotient ist, desto besser ist man vor koronaren Herzproblemen geschützt, wie Angina pectoris oder Herzinfarkt. Obendrein senken gesättigte Fettsäuren die Blutfettwerte, die sogenannten Triglyceride. Bei erhöhten Triglyceriden besteht ein Gesundheitsrisiko für Herz und Gefäße.

Welches Öl wofür?

Für kalte Speisen sind u.a. Leinöl, Hanföl und Olivenöl sehr gut geeignet. Sie können die Öle auch mischen, z.B. in einer Vinaigrette für einen Salat. Zum Braten dürfen Leinöl und Hanföl nicht benutzt werden. Olivenöl hingegen darf bis 180°C erhitzt werden, da es von Natur aus einen hohen Rauchpunkt aufweist.

Weiterhin ist Ghee (Butterschmalz) ein gesundes Fett, aber tierischen Ursprungs. Es kann ebenfalls gut zum Braten und auch Frittieren verwendet werden. Dann wäre da noch das ***Kokosöl***. Dieses ist das perfekte Fett für höhere Temperaturen, weil der natürliche Rauchpunkt bei ca. 230 °C liegt. Es gibt auch ***geschmacksneutrales Bio-Kokosfett*** für Diejenigen, die keinen Kokosgeschmack mögen oder wo es vom Rezept her geschmacklich nicht passen würde. Der Rauchpunkt bei Bio-Kokosfett liegt sogar noch etwas höher als bei Kokosöl.

2.7 Wasser

Bei der Geburt besteht der menschliche Körper zu etwa 70% aus Wasser. Diese Menge nimmt im Laufe des Lebens auf bis zu 60% ab und im höheren Alter kann der Anteil sogar auf 50% sinken. Der Fettanteil im Körper bestimmt hierbei den Wasseranteil mit, denn Fettgewebe besteht nur zu 25% aus Wasser und das bedeutet: ***Je höher der Fettanteil im Körper, desto niedriger der Wasseranteil!***

Mit zunehmenden Alter verändert sich das Verhältnis von Körperflüssigkeit und Körperfestmasse., denn der Fettanteil wird höher und der Wasseranteil geringer. Natürlich kann man diesem Prozess mit der richtigen Ernährung und ausreichend Flüssigkeit entgegenwirken. Gerade aber bei sehr vielen älteren Menschen kommt hinzu, dass sie oftmals viel zu wenig trinken, aber das kennen die meisten von Ihnen sicherlich aus ihrer eigenen Verwandtschaft. Dabei ist Trinken so wichtig, denn sämtliche Abläufe im Körper funktionieren nur mithilfe von Wasser.

Wasser transportiert nicht nur Sauerstoff, sondern auch Nährstoffe zu den Zellen und versorgt und reinigt diese somit optimal. Da es gleichzeitig Gifte, Stoffwechselrückstände und Kohlendioxid zu den entsprechenden Ausscheidungsorganen transportiert, ist Wasser somit eine wesentliche Voraussetzung für das Entschlacken und Entgiften des Körpers.

Wasser ist absolut notwendig, damit alle Stoffwechselabläufe reibungslos funktionieren können. Hinzu kommt, dass sich Mineralstoffe in Wasser zu Ionen auflösen und damit in dieser Form für die Übertragung von Informationen im Körper sorgen. Eine gesunde Verdauung ist ebenfalls nur mit ausreichend Wasser im Körper möglich und die Körperzellen bekommen ihre Spannkraft mithilfe von Wasser. Nun stellen sich natürlich die beiden Fragen nach der täglichen Flüssigkeitsmenge und welches Wasser am besten ist.

Es gibt eine Faustregel, nach der Sie sich richten können, indem Sie Ihr Körpergewicht mit 35 ml multiplizieren. Als Beispiel wären das bei einem Körpergewicht von 80 kg x 35 ml = 2800 ml = 2,8 l. Diese Menge hängt aber auch davon ab, wieviel wasserreiches Gemüse und Obst Sie täglich essen.

Die Frage nach dem richtigen Wasser ist schnell beantwortet, denn zum Entschlacken ist stilles, reines und mineralstoffarmes Wasser am besten geeignet. Enthält das Wasser wenig Mineralstoffe, kann es am besten die gelösten Schadstoffe aus dem Körper aufnehmen und ausleiten. Mineralstoffreiches Wasser hingegen hemmt die Entschlackung, weil es nicht so aufnahmefähig ist.

Sie können qualitativ gutes Wasser im Handel kaufen oder z.B. Ihr Leitungswasser mit einem Wasserfilter selbst aufbereiten. Das Wasser direkt aus der Leitung zu trinken ist ein Thema, bei dem sich die Geister scheiden. Sicherlich wird unser Trinkwasser sehr gut kontrolliert, aber dennoch können Rückstände von Blei und Kupfer oder auch Medikamenten und Pestiziden, die ins Grundwasser gelangt sind, enthalten sein. Selbstverständlich können Sie auch Kräuter- oder Basentee trinken. Auch Smoothies sind eine abwechslungsreiche und gesunde Alternative, wobei Sie hierbei immer auch den Fruchtzuckergehalt achten sollten, wenn viel Obst enthalten ist. Auf der sicheren Seite ist man deshalb mit Gemüse- und Kräuter Smoothies.

2.8 Fazit Ernährungsumstellung

- Gemüse, Blattsalate und Obst sollten den überwiegenden Teil der Ernährung ausmachen

- mit pflanzlichen Proteinen werden die Mahlzeiten ergänzt

- mit vollwertigen Kohlenhydraten werden die Mahlzeiten ergänzt

- ausschließlich gesunde Öle und Fette werden verwendet

- viel stilles Wasser trinken

Der Zeitraum für die Ernährungsumstellung sollte ungefähr 4 Wochen betragen, bevor Sie den nächsten Schritt tun!

Wenn Sie länger brauchen, ist das überhaupt kein Problem! Auch kürzere Zeiten sind denkbar, wenn für Sie einige Dinge seit längerem bereits zum Alltag gehören. Wichtig ist, dass Ihnen die Umstellung gut bekommt und auch Spaß macht. Sie möchten damit ja etwas erreichen und das muss man immer vor Augen haben, auch wenn es mal schwierig ist. Sie müssen auch nicht von heute auf morgen Ihren kompletten Essensplan umstellen. Selbstverständlich kann das jeder tun, wenn er das möchte. Es ist aber auch genauso in Ordnung das Ganze etwas langsamer angehen zu lassen und jeden Tag ein bisschen mehr zu ändern. Wenn man dann ein wenig länger braucht, aber es einem dabei gut geht und man motiviert ist, ist das mehr Wert, als eine Radikalumstellung, die man nicht durchhält.

Jeder hat einen anderen täglichen Rhythmus, allein schon durch unterschiedliche Arbeitszeiten. Es würde sich auf jeden Fall anbieten, wenn Sie Ihre Umstellung vorausschauend planen und sich z.B. für eine Woche einen Konzept erstellen, was genau Sie essen möchten. Sie müssen sich überlegen, welche Zeit Sie zum Einkaufen zur Verfügung haben und ob Sie z.B. jeden Tag frisch kochen können. Was für Obst und Gemüse essen Sie am liebsten und was vertragen Sie am besten? Wenn Sie gern Salat essen, kann ich Ihnen anbieten, sich auf meiner Website sabinevoshage.com/basische-rezepte-richtig-lecker Salatrezepte herunterzuladen, die Sie sich z.B. am Sonntag zubereiten können und die eine ganze Woche halten. Haben Sie einen guten Bäcker in der Nähe oder können/wollen Sie Ihr Brot vielleicht selbst backen? Stellen Sie Ihre Ernährung allein um und isst Ihre Familie „normal" weiter?

Sie sehen schon, es gibt sehr viele individuelle Fragen zu beantworten und jeder wird die Ernährungsumstellung anders angehen bzw. angehen müssen. Der eine isst mittags warm, der andere am Abend und manch einer kann die ganze Woche aus Zeitmangel nicht warm essen. Deswegen wäre es auch nicht hilfreich, wenn ich Ihnen einen Essensplan aufstelle. Wichtig ist, dass Sie informiert sind und wissen, was Sie beachten müssen.

Natürlich möchte ich Sie trotzdem gern so gut es geht bei Ihrer Ernährungsumstellung unterstützen und deswegen habe ich Ihnen meine Schritt-für-Schritt-Anleitung aus meinen Buch „Basische Ernährung“ mit aufgeführt. Gerade für Anfänger ist diese Anleitung eine gute Orientierungshilfe.

2.8.1 Schritt- für Schritt-Anleitung

Bitte beachten Sie, dass diese Anleitung eher auf eine langsame und schonende Ernährungsumstellung ausgerichtet ist! Jeder hat es aber selbst in der Hand, wieviele Dinge er zugleich ändern möchte und kann so natürlich auch schneller durchstarten!

Wasser

- ✓ Trinken Sie täglich 1,5 - 2 Liter ***stilles*** Mineral- oder Heilwasser. Ihr Urin sollte immer nur eine leicht gelbliche Färbung aufweisen.

Kohlensäurehaltige Getränke

- ✓ Sollte es bei Ihnen Cola oder andere kohlensäurehaltige Getränke geben, schrauben Sie die Flaschen auf und schütten Sie sie weg!

Säfte

- ✓ Apfelsaft, Orangensaft und andere Säfte können Sie austrinken, aber kaufen Sie bloß keine neuen (Fruchtzucker ist nur in Ordnung, wenn er sich in einer Frucht befindet, die man isst oder selbst ausgepresst hat). Egal ob Saftkonzentrat oder Direktsaft, welcher natürliche unbehandelte Saft ist wohl monatelang in einer Flasche oder Pappverpackung haltbar?

Kaffee

- ✓ Wenn Sie Kaffeetrinker sind, beschränken Sie Ihren Konsum auf zwei Tassen täglich (dazu gehört auch Espresso, Cappuccino etc.) oder stellen Sie langsam auf Lupinenkaffee um. Sie werden allerdings Entzugserscheinungen haben, die aber schnell vorübergehen. Lupinenkaffee hat kein Suchtpotenzial.

Tee

- ✓ Wenn Sie Teetrinker sind, dann nur Kräutertee und keinen schwarzen oder Früchtetee. Empfehlenswert ist auch Ingwer- oder Basentee.

Alkohol

- ✓ Trinken Sie so wenig Alkohol wie möglich, zu Anfang höchstens zweimal die Woche in überschaubaren Mengen.
- ✓ Später allerdings auf höchstens einmal die Woche reduzieren. Am besten ist natürlich gar kein Alkohol oder nur ab und zu.

Obst (vorzugsweise saisonal und regional)

- ✓ Essen Sie jeden Tag 300-400 g frisches Obst (das ist schnell erreicht, Obst hat viel Gewicht), aber immer nur auf nüchternen Magen (Ausnahme Fructoseintoleranz). Das geht entweder morgens ganz prima oder mindestens zwei Stunden nach dem Mittagessen. Ernähren Sie sich aber nicht ausschließlich von Obst, das würde Mangelerscheinungen hervorrufen und wäre außerdem viel zu viel Fruchtzucker.

Gemüse (vorzugsweise saisonal und regional)

- ✓ Essen Sie jeden Tag reichlich Gemüse, da gibt es im Gegensatz zum Obst keine Beschränkung, da Gemüse bei weitem nicht so viel Fruchtzucker enthält. Einige Gemüsesorten lassen sich prima roh essen (Tomaten, Gurken, Radieschen), andere sind im Salat mit Vinaigrette besser aufgehoben (Mohrrüben, Kohlrabi, Zwiebeln) und andere wiederum fürs Kochen (Fenchel, Blumenkohl, Brokkoli).

Säuren nie allein

- ✓ Essen Sie zu jedem säurebildenden Lebensmittel auch basische (zum Frühstücksbrötchen passt gut Tomate und Gurke, zum Mittag Gemüse oder/und Kartoffeln, zum Abendbrot Salat).

Fleisch

- ✓ Reduzieren Sie Ihren Fleischkonsum auf ein Minimum. Fangen Sie mit einmal die Woche an und steigern Sie langsam.
- ✓ Später sollten Sie nach Möglichkeit gar kein oder nur noch alle paar Wochen einmal Fleisch essen.

Fisch

- ✓ Essen Sie statt Fleisch zum Mittag lieber Fisch, aber auch nur einmal die Woche.

Wurst

- ✓ Reduzieren Sie Ihren Wurstkonsum. Fangen Sie auch hier langsam an und steigern Sie. Gerade der Fleisch- und Wurstverzicht wirkt sich enorm positiv auf die Gesundheit aus.

Milch- und Milchprodukte

- ✓ Reduzieren Sie unbedingt Ihren Konsum an Milch- und Milchprodukten. Milch, Joghurt, Quark und Co. bringen nur gesundheitliche Nachteile. Wir haben diese Dinge früher viel gegessen, weil wir dachten, wir tun uns etwas Gutes. Wenn wir heute Quark essen, bekommen wir Magenschmerzen. Das einzige, was wir von diesen Produkten noch vertragen ist Käse, allerdings essen wir diesen nur in ganz geringen Mengen.
  Sahne ist genauso wie Butter neutral und deswegen in überschaubaren Mengen in Ordnung.

In Reformhäusern, Bio-Läden, Drogerien und Supermärkten finden sich schon jede Menge veganer Milch- und Milchprodukte. Vorsicht ist bei den Sojaprodukten geboten. Diese sollten nur hochwertig fermentiert und in kleinen Mengen verzehrt werden.
Im Übrigen, wer sich von einer Hafer-, Mandel- oder Kokosmilch ein Pendant zur Kuhmilch vorstellt, den muss ich enttäuschen. Etwas anders ist die Pflanzenmilch schon, aber sie ist ein guter Ersatz. Ich nehme auch sehr oft Sahne, die ich mit Wasser verdünne, allerdings nicht zum Trinken, sondern zum Backen oder Kochen.

Fertigprodukte

- ✓ Essen Sie keine Fertigprodukte mehr, vor allem nicht welche mit Geschmacksverstärkern.

Süßigkeiten

- ✓ Essen Sie so wenig Süßigkeiten wie es geht und kaufen Sie welche mit gesunden Süßungsmitteln und gesunden Fetten. Das Schlimme ist der Zucker und die schlechten Fette. Bei den salzigen Sachen, wie Chips, sind neben den schlechten Fetten auch die Geschmacksverstärker sehr gesundheitsgefährdend.

Kuchen

- ✓ Essen Sie so wenig wie möglich Torten, Kuchen, Croissants, Hefeteilchen etc., höchstens jedoch zweimal die Woche und nur mit einem Salat extra an dem Tag.
  Wenn Sie zu den Süßen gehören, wie mein Mann und ich, backen Sie selbst, wenn Sie Zeit haben. Wir essen sehr viel Kuchen, aber der ist aus Dinkel-, Mandel- und Lupinenmehl und Xylit hergestellt.

Gute Säurebildner

- ✓ Integrieren Sie zunehmend mehr gute Säurebildner in Ihre Ernährung. Achten Sie dabei auf das Verhältnis 70-80% basische und 20-30% gute säurebildende Lebensmittel.

Weizen

- ✓ Trennen Sie sich von allen Produkten, die aus Weizen bestehen und steigen Sie zum Beispiel auf Dinkel um, denn Dinkel ist sehr gesund. Die Auswahl in den Supermärkten wird schon immer größer. Im Internet finden sich oft Bäcker mit einem sehr guten speziellen Sortiment und qualitativ hochwertiger Ware. Vielleicht gehören Sie auch zu denen, die einen guten Biobäcker in der Nähe haben, der Dinkel im Programm hat. Aber Vorsicht, Bio bedeutet nicht, dass alles gesund ist. Die meisten Biobäcker haben sehr viele Weizenprodukte, weil sich damit nun einmal am einfachsten backen lässt.
  Dinkel enthält auch Gluten, daher ist glutenfreies Brot natürlich auch eine gute Alternative, allerdings ist es hierbei wichtig, auf die weiteren Inhaltsstoffe zu achten.
  Brot aus Keimlingen ist das gesundheitliche Highlight, denn es ist basisch, allerdings schwer zu bekommen. Auch wenn es verwirrend ist: Brot aus gekeimten Getreide ist basisch aber nicht automatisch glutenfrei. Herkömmliche Getreide wie Weizen, Roggen, Gerste, Dinkel oder Emmer enthalten Gluten. Glutenfreie Getreide sind zum Beispiel Hirse, Buchweizen, Mais, Reis, Amaranth oder Quinoa.

Basisches Frühstück

- ✓ Vormittags ist der Körper sehr mit der Ausleitung der Stoffwechselrückstände, die bei der nächtlichen Verdauungs-, Entgiftungs- und Entsäuerungsarbeit angefallen sind, beschäftigt. Diesen Vorgang stört man mit einem normalen Frühstück erheblich. Besser ist ein basisches oder überwiegend basisches Frühstück. Menschen, die morgens nichts essen (natürlich auch keinen Kaffee trinken), sind besser dran als Diejenigen mit Brötchen oder Müsli. Normales Müsli ist gesund, aber eben nicht basisch. Es gibt jedoch auch gekeimtes Müsli zu kaufen und das wäre dann basisch.

Unser Frühstück sieht folgendermaßen aus: Kräutertee, frisches Obst je nach Saison unterschiedlich und ein Mixgetränk. Das Getränk für zwei Personen besteht aus einer Banane, 20 g Lupinenprotein, 10 g Erdmandel- oder Mandelmehl, 50 g Haferflocken und 10 Tropfen Stevia. Das Ganze kommt in einen Mixbecher, wird mit ca. 400 ml Wasser aufgefüllt und püriert. Die Umstellung auf dieses fast basische Frühstück (Haferflocken sind gute Säurebildner) ging dermaßen schnell und gut, dass wir sehr erstaunt waren.

Ein Brötchenfrühstück machen wir nun zweimal die Woche mittags, statt Mittagessen. So spart man sich auch gleich das Kochen. Dieser Vorschlag ist kein Muss, deswegen steht er auch ganz am Ende. Auf jeden Fall ist er eine große Hilfe und könnte auch gleich von Anfang an praktiziert werden. Im Übrigen reduziert sich der Wurst- und Käsekonsum so von ganz allein.

3. Die Entsäuerung/Entgiftung

Eine effektive Entsäuerung ist eine sehr wichtige und nötige Maßnahme für den Organismus. Zudem wird dadurch überhaupt erst die Voraussetzung geschaffen, dass der Körper auch richtig und wirksam entgiften kann, da im Innern der Zelle nicht nur Säuren, sondern auch Gifte (z.B. Schwermetalle) sitzen. So wird zwischen zwei Arten der Entsäuerung unterschieden:

➤ *Die extrazelluläre Entsäuerung*

Bei der extrazellulären Entsäuerung wird die Flüssigkeit zwischen den Zellen von Gewebe und Organen entsäuert, sozusagen das Zelläußere. Diese Art der Entsäuerung ist so gesehen einfach durchzuführen. Für einen gewissen Zeitraum (je nach Übersäuerungsgrad bei jedem unterschiedlich) sorgt eine basische bzw. basenüberschüssige Ernährung dafür, dass die Schlacken, Säuren und Gifte aus dem extrazellulären Bereich ausgeleitet werden.

➤ *Die intrazelluläre Entsäuerung*

Schwieriger hingegen wird es mit der intrazellulären Entsäuerung, die aber umso wichtiger ist. ***Findet keine intrazelluläre Entsäuerung statt, nützen einem die normalen Entsäuerungskuren langfristig nicht viel, weil die Zellen im Inneren immer übersäuert bleiben werden!*** Die vielfältigen chemischen Reaktionen, die im Inneren der Zellen ablaufen, können nur einwandfrei funktionieren, wenn auch dort ein bestimmtes pH-Milieu herrscht. Nicht nur außerhalb der Zellen, sondern auch im Inneren muss ein optimales Säure-Basen-Gleichgewicht vorhanden sein. Bei diesen chemischen intrazellulären Reaktionen fallen bereits in der Zelle saure

Abfallstoffe an. Über die Zellwände müssen diese in den extrazellulären Raum abgegeben und von dort abtransportiert werden. Gleichzeitig werden basische Stoffe zum Ausgleich aufgenommen, um die Säure-Basen-Balance im Innern der Zelle zu stabilisieren.

Es ist sehr wichtig, dass auch immer eine intrazelluläre Entsäuerung stattfindet – denn wenn das Gleichgewicht in der Zelle gestört ist, laufen die chemischen Prozesse nur gering oder sehr schlecht ab. Ist aber das Blut und der extrazelluläre Raum bereits übersäuert und sind nicht genug basische Stoffe zum Ausgleich vorhanden, kann die Säure nicht entsorgt werden. Das Säure-Basen-Gleichgewicht gerät folglich innerhalb der Zellen aus der Balance und es kommt zu einem Säurestau im Zellinneren. Wenn die Entsäuerung im intrazellulären Bereich nur ungenügend stattfindet, kann es folglich zu gravierenden gesundheitlichen Störungen kommen. Zellen sterben ab oder entarten. Bei einer Zellentartung können sich natürlich auch Krebszellen entwickeln.

Nun ist eine intrazelluläre Entsäuerung im Gegensatz zur extrazellulären nicht so einfach. ***Die biologische Barriere der Zellmembran muss zunächst überwunden werden, damit die Basen überhaupt ins Zellinnere gelangen können.*** Das nächste Problem ist, dass Nährstoffe (z.B. Mineralstoffe) die man benötigt, um den Körper zu entsäuern, positiv geladen sind. Diese Tatsache allein ist zunächst kein Problem, denn bei einem gesunden Menschen haben dessen gesunde Zellen eine negative Ladung. Genau deswegen hat die Natur das auch so eingerichtet – positiv geladene Nährstoffe können in eine negativ geladene Zelle eindringen. Jedoch hat eine übersäuerte Zelle eine ***positive Ladung*** und schließlich geht es hier ja um übersäuerte Zellen und nicht um gesunde Zellen.

Wie sollen nun positiv geladene Nährstoffe in eine positiv geladene Zelle gelangen, wo sich doch gleiche Ladungen abstoßen?

3.1 Die Zellblockade

Genau das ist das Problem! Die Zelle ist regelrecht blockiert und befindet sich in einer sogenannten Reaktionsstarre. Aus eigener Kraft ist es ihr nicht mehr möglich, ihre Säure abzugeben. Aufgrund eines Überschusses an positiv geladenen H-Ionen (Wasserstoffionen) hat die Zelle diese positive Ladung. Der Stoffwechsel der Zelle funktioniert nur noch eingeschränkt. Das bedeutet, dass sie nicht ausreichend oder sogar keine Nährstoffe mehr aufnimmt und Abfallstoffe, wie Säuren und Gifte, nicht mehr ausscheidet.

Eine wirksame Entsäuerung hingegen ist deswegen nur bei Zellen ohne Reaktionsstarre möglich und daher muss zunächst die Zellblockade aufgehoben werden. Doch wie funktioniert das? Ohne Hilfsmittel geht es leider nicht!

Der Austausch (Stoffwechsel) findet über die Zellmembran statt, worin sich Ionenkanäle befinden. Über diese Kanäle gelangen die lebensnotwendigen Mineralien in die Zelle. ***Ein basisches Aktivwasser-Konzentrat oder auch Basenkonzentrat genannt schafft es, die Zellen wieder in einen negativen und somit gesunden Zustand zu führen.*** Es kann die Zellen so beeinflussen, dass sich die Ionenkanäle wieder öffnen und Säuren, Schlacken und Gifte herausfließen können. Die Zelle ist nur dann gesund und negativ geladen, wenn in ihr ein Überschuss an negativ geladenen OH-Ionen (Hydroxidionen) vorliegt.

Gute Basenkonzentrate besitzen deshalb einen hohen Anteil an basischen OH-Ionen (Hydroxidionen). Diese können sich mit den in der Zelle vorhandenen sauren H-Ionen (Wasserstoffionen) verbinden. Die sauren H-Ionen werden dadurch neutralisiert und können keinen Schaden mehr anrichten. Die Reaktionsstarre der Zelle wird aufgehoben, sie ist wieder negativ geladen und kann nun Basen und Nährstoffe aufnehmen und Säuren ausscheiden. Nun ist auch eine echte Entsäuerung möglich und erst jetzt kann auch eine Schwermetallausleitung stattfinden. Prophylaktisch ist es empfehlenswert ein- bis zweimal im Jahr eine intrazelluläre Entsäuerung durchzuführen, damit die Zellen leistungsstark und langlebig bleiben und nach Möglichkeit keine Entartung stattfinden kann.

Wichtige Hinweise

Verwechseln Sie bitte ein „basisches Aktivwasser-Konzentrat" nicht mit „basischem Wasser". So etwas gibt es auch, aber das ist nicht dasselbe.

Hin und wieder hört man von kritischen Stimmen, dass ein Basenkonzentrat die Magensäure neutralisiert und es dadurch zu Beschwerden kommen kann. Dazu möchte ich Ihnen folgendes sagen:

Ein basisches Aktivwasser-Konzentrat ist eine ungepufferte Lösung, während die Magensäure eine gepufferte Lösung ist. Gepufferte Lösungen (in diesem Fall die Magensäure) verändern sich bedeutend weniger als ungepufferte. Deshalb und auch wegen der geringen Menge, die man einnimmt, kann ein Basenkonzentrat die Magensäure nicht schadhaft beeinflussen. Ferner wird ein Konzentrat auch immer nur im Rahmen einer zeitlich begrenzten Kur eingenommen.

In dem Kapitel „Unterstützende Maßnahmen zur Entsäuerung/Entgiftung" kommt z.B. das „Basenpulver" vor. Sie werden dort über die Unterschiede lesen - nur so viel an dieser Stelle - ein einfaches Basenpulver ergibt eine ***gepufferte Lösung,*** die den Magen langfristig zu einer vermehrten Magensäureproduktion anregt und zu damit verbundenen Beschwerden führen kann.

3.2 Hydroxypathie

Die Folgen einer intrazellulären Übersäuerung sind fatal, da die falsche Membranladung der Zelle (positiv statt negativ geladen) dazu führt, dass die Zellen keine Informationen mehr weitergeben können. Auch die Kommunikation der Zellen untereinander ist gestört. Die Folge sind Krankheiten, chronische Entzündungen und Organschäden. ***Die Nerven reagieren bspw. mit Schmerzen auf diese positiven Zellspannungen.*** Daher auch die Vielzahl von chronischen Schmerzpatienten. Wären die Zellen wieder negativ geladen, würden auch die Schmerzen weggehen.

Im Zusammenhang mit der intrazellulären Übersäuerung steht der Begriff Hydroxypathie. Dieser Begriff bedeutet: Die krankmachenden Einflüsse von Wasserstoff, Sauerstoff und deren Verbindungen (den Hydroxidionen) auf den menschlichen Organismus. Diese Stoffe können aber auch heilen – Sauerstoff ist sogar lebensnotwendig. Wie man so schön sagt, die Dosis macht das Gift. Daher steht der Begriff Hydroxypathie auch dafür, die krankhaften Veränderungen unseres Zellstoffwechsels zu diagnostizieren und zu heilen. Der Begriff setzt sich daher wie folgt zusammen:

- ✓ Hydro von Hydrogenium (=Wasserstoff =H-Ionen)
- ✓ Oxy von Oxygenium (=Sauerstoff)
- ✓ Hydroxid (=OH-Ionen)
- ✓ Pathie (=krankmachend)

Eine Therapie mit einem Basenkonzentrat ist bei allen Beschwerden hilfreich, da es dafür sorgt, dass der Körper wieder in sein gesundes Gleichgewicht kommt. Durch diese geschaffene Grundvoraussetzung können andere Therapien nun besser greifen und dementsprechend wirken.

Empfehlenswert ist deshalb vor anderen Therapien zunächst eine Entsäuerung mit Basenkonzentraten, da diese zusätzlich eine starke antioxidative Kraft haben.

✓ *Kommen wir nun zum Diagnostizieren*

Ein Basenkonzentrat schmeckt bei jedem unterschiedlich, je nachdem welcher Bereich des Körpers besonders von der intrazellulären Übersäuerung betroffen ist. Daher ist es eine ganz spannende Angelegenheit, wenn man zum ersten Mal so ein Präparat trinkt und selbst eine „Diagnose" stellen kann. Am individuellen Geschmack lässt sich feststellen, ob z.B. eher das Bindegewebe oder die Nieren übersäuert sind. Es folgt gleich eine Tabelle für Sie, aus der Sie die verschiedenen Geschmacksrichtungen entnehmen können. Je intensiver der „ungewöhnliche" Geschmack, umso belasteter sind die jeweiligen Zellen und umso geringer ist ihre Fähigkeit, selbst einen Ausgleich herzustellen.

Dieses Geschmacksempfinden wird durch die physikalische Reaktion der Negativspannung der Hydroxidionen und der Positivspannung fehlgesteuerter Bereiche im Körper ausgelöst. Bei der Einnahme eines Basenkonzentrats wird der jeweilige Geschmack mit zunehmender Gesundung schwächer. Bereits im Mundraum entzieht ein Basenkonzentrat den Säuren H-Ionen. Dadurch entstehen Wasser und Salz in unterschiedlicher Stärke, welches Sie dann schmecken. Je weniger salzig es schmeckt, umso geringer ist Ihre Säurebelastung, da weniger Säuren gelöst werden.

Nun erst einmal zu der Tabelle mit verschiedenen Geschmacksrichtungen, die den Hinweis darauf geben, welche Organe am stärksten betroffen sind:

Geschmacksrichtung	***Hinweis auf Organe***
Neutral bis ganz leicht salzig	Keine übersäuerungsbedingten Organschäden
Salzig bis stark salzig	Bindegewebe und Muskulatur
Bitter, metallisch	Niere
Fischig	Leber
Schwefelig, wie faule Eier	Galle
Süß	Bauchspeicheldrüse, Drüsensystem allgemein
Sauer, chlorig	Verdauungssystem, Magen, Schleimhäute
Scharf, fast schon brennend	Herz-Kreislauf-System

Als mein Mann und ich zum ersten Mal ein Basenkonzentrat eingenommen haben waren wir sehr gespannt auf den Geschmack – und tatsächlich – bei meinem Mann schmeckte es sehr salzig und bei mir nach „faulen Eiern“. Der Geschmack ist auch die ganze Zeit über gleich geblieben, hat sich also nicht geändert, aber ist von Tag zu Tag schwächer geworden. Am Ende hatte das Basenkonzentrat dann einen fast neutralen Geschmack. Womit gleich das Stichwort gefallen ist:

✓ *Wie lange sollte man ein Basenkonzentrat einnehmen?*

Schaut man auf die Empfehlungen der verschiedenen Hersteller sieht man unterschiedliche Angaben, von 10 Tagen bis 6-8 Wochen. Das ist natürlich schon ein großer Unterschied. Im Normalfall nimmt man 25 ml Basenkonzentrat mit stillem Wasser gemischt ein. Für die genaue Wassermenge müssen Sie auf die Herstellerangabe schauen. Die Flaschen werden in unterschiedlichen Größen angeboten, meistens 500 ml, es gibt aber auch 1000 ml. Wenn man das Konzentrat allein einnimmt, würde eine 500 ml Flasche somit 20 Tage reichen. Sie merken ja auch, ob der Geschmack mit der Zeit neutral wird. Wenn das der Fall ist, liegen keine übersäuerungsbedingten Organschäden mehr vor.

Bei manchen Herstellern nimmt man das Konzentrat einmal morgens ein - bei anderen Herstellern 1-2-mal am Tag. Wir hatten eins mit einem pH-Wert von 11,4 und das wurde nur einmal am Tag nüchtern morgens 20-30 Minuten vor dem Frühstück eingenommen. Ich halte das auch für besser, da die Magensäure morgens noch nicht so aktiv ist wie im Tagesverlauf, wenn schon etwas gegessen wurde.

✓ *Wichtige Hinweise für den Kauf*

Achten Sie beim Kauf darauf, dass der pH-Wert bei ca. 11,0 - 11,4 liegt. ***Die Inhaltsstoffe eines Basenkonzentrats bestehen lediglich aus Wasser und etwas Natriumchlorid (Salz).*** Dabei sorgt das Salz dafür, das Wasser leitfähig zu machen, da in einem speziellen Verfahren die sauren H-Ionen entzogen werden. Im Endprodukt sind nur noch Spuren des Salzes enthalten und das Wasser hat nun einen hohen basischen pH-Wert. Sie bekommen Basenkonzentrate im Reformhaus oder im Internet.

Aus meiner Facebook Gruppe weiß ich, dass es verschiedenen Mitgliedern so ergangen ist, dass sie in der Apotheke kein Basenkonzentrat bekommen haben. Teilweise war das noch nicht einmal bekannt und stattdessen wurde denjenigen ein Basenpulver empfohlen. Deswegen an dieser Stelle nochmal: ***Ein Basenpulver oder -tabletten ist etwas ganz anderes als ein Basenkonzentrat.*** Basenpulver oder -tabletten werden chemisch hergestellt und ein Basenkonzentrat physikalisch. Demzufolge ist die Wirkung im Körper auch völlig unterschiedlich, da obendrein die Inhaltsstoffe auch noch verschieden sind.

Gibt es Nebenwirkungen?

Basenkonzentrat haben insofern keine Nebenwirkungen, wenn man sich an die Einnahmeempfehlung hält, die bei den Präparaten jeweils dabei steht. Wichtig ist, dass sie auf nüchternen Magen eingenommen werden. Tut man das nicht, kann es zu Verdauungsstörungen kommen. Was allerdings passieren kann, dass es bei einer Überlastung der Ausleitungsorgane (Darm, Nieren, Haut) zu Symptomen, wie z.B. Kopfschmerzen, Schwindel, Durchfall oder Hautausschlägen kommt. Das ist kein Grund zur Besorgnis und in der Regel klingen die Symptome auch schnell wieder ab. Sollte es zu unangenehm sein, setzten Sie einfach mit der Einnahme so lange aus, bis Sie sich wieder besser fühlen.

Es ist bei jedem verschieden und kommt immer darauf an, wie viele Säuren sich im Laufe der Zeit angehäuft haben und den Körper nun schnellstens verlassen wollen. Im Rahmen der Entsäuerung werden die in der Zelle angehäuften Säuren zu Wasser umgewandelt. Dadurch bedingt kann es zu Wasseransammlungen kommen. Gegebenenfalls könnte man eine Lymphdrainage in Anspruch nehmen, um die Wasserausleitung zu beschleunigen.

Während einer Entsäuerung mit Basenkonzentraten ist es möglich, Mineralerden wie z. B. Bentonit oder Zeolith einzunehmen. Diese saugen große Mengen der frei werdenden Gifte und Schlacken auf, welche dann besser über den Darm ausgeschieden werden können. Dies ist aber nur ein Vorschlag und kein Muss. Wer z.B. Kopfschmerzen oder andere leichte Beschwerden bei der Entsäuerung mit einem Basenkonzentrat bekommt, könnte die Mineralerde gut unterstützend nehmen. Wer keine Probleme hat, braucht das zum jetzigen Zeitpunkt nicht, sondern erst bei der Darmsanierung. Weitere Informationen über Bentonit und Zeolith erfahren Sie in dem Kapitel „Was brauchen Sie für eine Darmsanierung?“.

3.3 Unterstützende Maßnahmen zur Entsäuerung/Entgiftung

- ***Die Sango Meeres Koralle***

Die Sango Meeres Koralle gibt es ausschließlich in Japan rund um die Insel Okinawa. Aufmerksam wurde man auf sie, weil auf der Insel so viele Hundertjährige leben, die nicht von Zivilisationskrankheiten geplagt sind. Es wurde entdeckt, dass die Ursache mit an dem mineralstoffreichen Wasser liegt, welches seine Mineralstoffe durch die Sango Meeres Koralle bekommt und von den Menschen getrunken wird. ***Die Sango Meeres Koralle besitzt über 70 Mineralstoffe, darunter Calcium und Magnesium in einem perfekten Verhältnis.*** Diese beiden Mineralstoffe können vom Körper nur richtig aufgenommen werden, wenn das Calcium-Magnesium-Verhältnis 2:1 ist. Dies ist bei der Koralle der Fall und obendrein liefert sie mit einer Tagesdosis von nur 2,4 g mehr als den halben täglichen Calciumbedarf und fast den kompletten Magnesiumbedarf. Die ***Bioverfügbarkeit liegt bei 90%,*** was bedeutet, dass fast das komplette Calcium vom Körper auch aufgenommen wird. Bei anderen Calciumquellen beträgt die Verfügbarkeit nur 20-40%. Die Mineralstoffe liegen bei der Koralle in ionisierter (kleinster) Form vor, deshalb können sie die Zellwände durchdringen und sorgen so für eine Entsäuerung des intrazellulären Bereichs (Zellwasser innerhalb der Zelle). Allerdings ist es für eine intrazelluläre Entsäuerung wichtig, dass keine Reaktionsstarre der Zellen vorherrscht. Genaueres dazu erfahren Sie gleich im weiteren Verlauf.

Die Sango Meeres Koralle ist weltweit die einzige 100% natürliche Nahrungsergänzung mit ionisierten Mineralstoffen. Selbstverständlich sind bzw. waren die Hundertjährigen nicht nur aufgrund der Koralle so alt und fit, sondern vor allem wegen ihrer gesunden Ernährung. Das ist auch der Grund, weshalb ihnen langsam, aber sicher der Nachwuchs fehlt, denn die Ernährung der westlichen Welt hat auch bei ihnen Einzug gehalten.

Die Sango Meeres Koralle bekommen Sie meines Wissens nur über das Internet. Achten Sie beim Kauf auf einen Anbieter, der über ein Zertifikat verfügt, dass die Koralle nicht radioaktiv belastet ist.

Basenbäder

Die Anwendung von basischem Badesalz ist vergleichbar mit herkömmlichen Badezusätzen. Wer keine Badewanne zu Hause hat, kann sich alternativ basische Fußbäder oder auch basische Wickel machen. Die Häufigkeit richtet sich unter anderem auch danach, wie gut man bereits entsäuert hat und auch wie empfindlich der Betreffende ist. Mein Mann z.B. gehört zu den Personen, die sofort über die Haut ausscheiden. Demzufolge müssen solche Personen vorsichtiger mit Basenbädern sein, ansonsten könnten Hautausschläge die Folge sein. Als Anhaltspunkt wäre 1-3-mal die Woche ausreichend. Basenbäder bekommen Sie in Drogerien, Reformhäusern und natürlich übers Internet.

Basenpulver

Häufig findet man auch im Internet, in Zeitschriften, im Fernsehen usw. die Empfehlung für Basenpulver oder Natron zum Entsäuern. Dazu möchte ich Ihnen folgendes sagen:

Erstens möchte ich Ihnen hier nicht eine Liste mit lauter „Pülverchens" aufstellen. Zweitens ist es wichtig, zunächst genau hinter die Kulissen zu schauen. ***Ernährungssünden können nicht durch die Einnahme von Pulvern ausgeglichen werden!*** Wenn das so einfach wäre, hätte eine Seite für mein Buch gereicht, auf der gestanden hätte: „Wenn Sie ein Schnitzel gegessen haben, trinken Sie hinterher einfach ein Glas Wasser mit Basenpulver und die Welt ist wieder in Ordnung!“ Natürlich gibt es unterstützende Maßnahmen, aber grundsätzlich sollte nur ergänzt werden, wenn die Ernährung zu kurz kommt.

Falls Sie ein Basenpulver einnehmen möchten, müssen Sie einen ganz wichtigen Aspekt berücksichtigen: ***Basenpulver ist nicht gleich Basenpulver!*** Gerade die günstigen Basenpulver bestehen aus Natriumhydrogencarbonat (=Natron). Mit der Salzsäure des Magens reagiert Natron zu Kochsalz. Kochsalz kann den Blutdruck, aber auch das Magenkrebs- und Nierensteinrisiko erhöhen. Wenn der Magen durch das Natriumhydrogencarbonat zu basisch geworden ist, erhöht er im Anschluss umso mehr die Magensäureproduktion, was wiederum die Magenschleimhaut schädigt. Ein weiterer Punkt ist der, dass gefährliche Bakterien durch die Alkalisierung des Magens die Säurebarriere überwinden können und sich im Darmtrakt ansiedeln. ***Natriumhydrogencarbonat gehört ins Blut und nicht in den Magen-Darm-Trakt!*** Dies kann natürlich nur durch Infusionen von einem Spezialisten erfolgen.

Es gibt aber auch teure ***Citrat-Basenmittel***, die den Magen-Darm-Trakt schonen und im Zellstoffwechsel wirken. Diese Mittel enthalten besonders viel Mineralstoffe wie Calcium, Magnesium, Zink usw. Wenn Sie also zusätzlich ein Basenpulver einnehmen möchten, dann suchen Sie sich ein Citrat-Basenmittel aus.

Bitterstoffe

Bitterstoffe kommen in verschiedenen Pflanzen vor und finden auch oft Verwendung in pflanzlichen Heilmitteln. Wie ihr Name schon sagt, schmecken sie bitter. Da sie basisch verstoffwechselt werden, unterstützen sie die Entsäuerung ganz enorm. Zudem wirken sie entzündungshemmend, antibakteriell und regen die Durchblutung und Verdauung an.

In diesen Kräutern, Gemüsen und Salaten stecken viele Bitterstoffe:

- Artischocken
- Brokkoli
- Chicorée
- Eisbergsalat
- Endivien
- Fenchel
- Grapefruit
- Hopfen
- Ingwer
- Kardamom
- Liebstöckl
- Löwenzahn
- Mangold
- Pfefferminze
- Radicchio
- Rosenkohl
- Rucola
- Schafgarbe
- Wegwarte
- Wermut
- Zimt

So ist es nicht verwunderlich, dass man einem Kräuterlikör nachsagt, dass er verdauungsfördernd wirkt. Natürlich empfehle ich Ihnen nicht, regelmäßig einen Schnaps zu trinken, obwohl viele der Meinung sind, das ist Medizin! Es gibt auch traditionelle Kräuterbitter zu kaufen, die ohne

Alkohol sind. Sie können z.B. auch regelmäßig Kräutertee trinken. Es gibt auch Bitterstoffe als Pulver oder in Tropfenform.

Eine weitere Möglichkeit ist, sich Salate zu machen, in denen die eben aufgeführten Zutaten vorkommen. Ansonsten ist das Grapefruitkernextrakt eine gute Alternative, zumal man gleich „mehrere Fliegen mit einer Klappe schlägt" - denn Grapefruitkernextrakt enthält nicht nur Bitterstoffe, sondern tötet auch unerwünschte Bakterien, Pilze und Viren ab. Im Kapitel „Das Grapefruitkernextrakt" erfahren Sie alles über das natürliche Antibiotikum.

✓ *Chlorella oder Spirulina Alge*

Chlorella und Spirulina sind Algen, die in der Literatur häufig als Superfood bezeichnet werden. Sie sind in der Lage, Schwermetalle an sich zu binden und aus dem Körper auszuleiten. Das besondere an ihnen ist der hohe Gehalt an Chlorophyll. ***Der grüne Farbstoff der Pflanzen ist in seiner chemischen Struktur fast identisch mit dem Blutfarbstoff Hämoglobin, so dass Chlorophyll der perfekte Nährstoff für unser Blut ist.*** So wirkt es blutreinigend und trägt zur Bildung neuer Blutkörperchen bei. Je besser das Blut, desto gesünder der Mensch. Chlorophyll verlangsamt den Alterungsprozess, da es die Lebensdauer der einzelnen Zellen verlängert. ***Im Darm verbindet es sich mit krebserregenden Giftstoffen, die so über den Stuhl ausgeschieden werden.*** Chlorophyll wirkt entgiftend, antioxidativ, ist hoch basisch und reguliert so den Säure-Basen-Haushalt, aktiviert den Stoffwechsel, verbessert die Zellatmung, senkt den Blutdruck und Blutzuckerspiegel und noch vieles mehr

Ich persönlich tendiere zu der Chlorella Alge, weil diese nachweislich die einzige Alge ist, die das echte Vitamin B12 enthält. Vitamin B12 gehört zu den Vitaminen, bei denen es schwierig ist, den Tagesbedarf zu decken.

Da der Körper nur einen kleinen Teil auf einmal aufnehmen kann ist es obendrein wichtig, das Vitamin über den Tag verteilt zu sich zu nehmen – und da wird es mit herkömmlichen Lebensmitteln schwierig. Vitamin B12 ist in Fleisch, Fisch und Eiern vorhanden – alles Lebensmittel, die für Vegetarier kaum und Veganer gar nicht in Frage kommen.

Eine sehr gute Vitamin B12-Quelle ist deshalb die Chlorella Alge, da sie nicht das B12-Analoga enthält. Vitamin B12-Analoga sind Moleküle, die dem echten Vitamin B12 chemisch sehr ähnlich sind, aber keine Vitaminwirkung im Körper entfalten. So werden viele Algen als B12-Quellen angepriesen, die in Wirklichkeit keine sind. Da auch bei der Chlorella Alge das Vitamin nicht von der Alge produziert wird, sondern von Mikroorganismen, die auf der Alge oder im Boden leben, ist die Herkunft und Qualität äußerst wichtig. Die Chlorella Alge gibt es zum Beispiel als getrocknete grüne Pillen und der Jodanteil darin ist sehr gering, so dass es nicht gleichzeitig zu einer Überdosierung mit Jod kommen kann.

Da wir nun gerade beim Vitamin B-12 sind, was so gesehen hier nicht das Thema ist, möchte ich Sie aber dennoch gleich komplett darüber aufklären. Wenn Sie sich mit einem anderen Präparat mit Vitamin B12 versorgen wollen, ist es wichtig, dass dieses die natürlichen Vitamin B12-Formen enthält und nicht synthetische. Für alle, die sich Präparate kaufen möchten: Methylcobalamin, Adenosylcobalamin und Hydroxocobalamin sind die natürlichen Formen und Cyanocobalamin ist die synthetische Form.

Zeolith oder Bentonit

Zeolith und Bentonit sind Mineralerden und fördern die Entsäuerung. Gleichzeitig verfügen sie über mehrere Mechanismen, mit denen sie den Körper von Giften befreien können. Die weiteren Informationen dazu erhalten in Sie in dem Kapitel „Was brauchen Sie für eine Darmsanierung“.

3.4 Fazit Entsäuerung/Entgiftung

Bei der nachfolgenden Grafik sehen Sie nochmal auf einen Blick mit welcher Methode Sie welchen Bereich entsäuern:

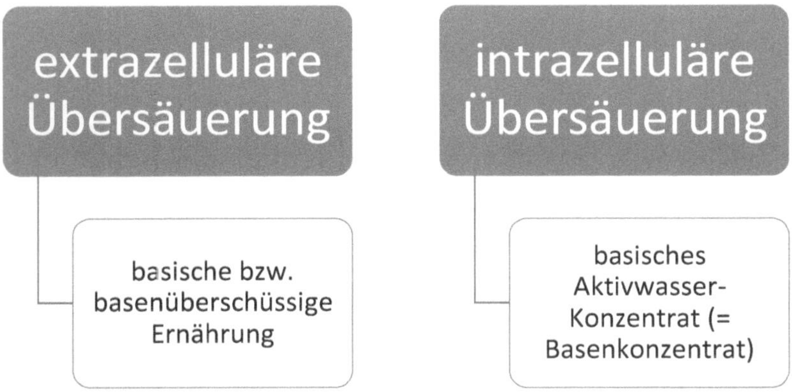

Die weiteren eben aufgeführten Hilfsmittel, wie

- Sango Meeres Koralle
- Basenbäder
- Citrat-Basenpulver
- Bitterstoffe
- Chlorella oder Spirulina Alge
- Zeolith oder Bentonit

sind sehr wirksam, aber natürlich kein Muss. Vor allem müssen Sie sich nicht für alles entscheiden. Wenn Sie möchten, suchen Sie sich das ein oder andere heraus, was für Sie persönlich in Frage käme.

Wichtig ist, dass Sie zuerst Ihre Ernährung umstellen und erst danach die intrazelluläre Entsäuerung machen!

<u>Hinweis:</u> Falls Sie das Zeolith oder Bentonit zusammen mit einem Basenkonzentrat nehmen möchten, sollte ein zeitlicher Abstand von 1 - 2 Stunden zwischen den jeweiligen Einnahmen erfolgen. Wenn Sie hingegen vorhaben auch die Darmsanierung zu machen, brauchen Sie das Zeolith oder Bentonit zum jetzigen Zeitpunkt sowieso noch nicht zu nehmen.

Der Zeitraum

Was die Ernährungsumstellung betrifft, habe ich in dem Kapitel „Fazit Ernährungsumstellung“ als Anhaltspunkt ungefähr 4 Wochen angegeben. Diese Richtlinie sollte von einem Anfänger auch eingehalten werden. Wenn alles gut läuft, können Sie gern den nächsten Schritt gehen.

Erst jetzt ist es ratsam, die intrazelluläre Entsäuerung durchzuführen, wobei Sie natürlich die basische bzw. basenüberschüssige Ernährung beibehalten müssen. Vielleicht kennen Sie Personen, die alles gleichzeitig gemacht haben und damit gute Erfahrungen hatten. Das ist auch durchaus möglich, aber aus der Erfahrung heraus muss ich eher davon abraten – und damit spreche ich nicht von meiner eigenen Erfahrung. Mit den „normalen Nebenwirkungen“, wie Kopfschmerzen, Durchfall, Hautausschlägen, Schwindel, Verdauungsstörungen etc. haben sehr viele zu kämpfen – allein schon bei einer Ernährungsumstellung. Der Körper entsäuert und das kann diese Symptome hervorrufen. Wenn man gleich zu Anfang noch die Sango Meeres Koralle und ein Basenkonzentrat einnimmt, könnte das unter Umständen zu viel sein.

Die weiteren Hilfsmittel sollten Sie deshalb nach und nach mit einfließen lassen! Sie können auch ***vor*** der intrazellulären Entsäuerung das ein oder andere Hilfsmittel nehmen, sollten aber immer vorsichtig mit der Dosierung sein. Besser ist es, immer etwas weniger zu nehmen, wie auf den Produkten angegeben ist. Sie müssen das auch selbst spüren und beurteilen, ob Sie Ihren Organismus überfordern. Sollten besagte Nebenwirkungen auftreten, reduzieren Sie die Einnahme. Eine häufig auftretende Erscheinung ist auch eine Erkältung, die ganz hartnäckig verbleibt. In so einem Fall muss man da leider durch, denn wenn eine Erkältung erstmal da ist, kann sie am nächsten Tag nicht wieder verschwunden sein. Bei Kopfschmerzen oder Durchfall hingegen sieht die Sache schon anders aus. Da hilft es zumeist, wenn man das ein oder andere Präparat ein paar Tage weglässt. Auch Hautausschläge nach einem Basenbad sind normal, weil über die Haut sehr viele Säuren ausgeschieden werden. Planen Sie dieses am Anfang deshalb besser zu einem Zeitpunkt, wo Sie abends nicht gerade schick ausgehen möchten.

Ansonsten ist das Entsäuern eine befreiende Angelegenheit, weil man sehr schnell merkt, wie es einem gesundheitlich besser geht. Das motiviert und lässt dann auch das ein oder andere Unangenehme vergessen. Es ist ja auch gar nicht gesagt, dass bei Ihnen überhaupt etwas auftritt. Ich finde es nur besser und fairer, Sie im Vorfeld auch über eventuelle negative Erscheinungen aufzuklären, damit Sie nicht denken, Sie haben etwas falsch gemacht oder vertragen irgendetwas nicht.

Wenn Sie mit Ihrer extra- und intrazellulären Entsäuerung fertig sind, können Sie sich auch gern eine Pause gönnen, bevor Sie die Darmsanierung machen – und wie das funktioniert, erfahren Sie in den nun folgenden Kapiteln.

4. Der Darm – unser größtes inneres Organ

Der Darm ist der Hauptteil unseres Verdauungssystems. Er reicht vom Magen bis zum After. Unterteilt wird er in den schlankeren Dünn- und den breiteren Dickdarm, wobei beide aus mehreren Abschnitten bestehen. Die Länge des Darms beträgt ca. sechs bis acht Meter. Davon kommen fünf bis sechs Meter auf den Dünn- und der Rest auf den Dickdarm. Ging man bislang immer davon aus, dass die gesamte Oberfläche des Darms ca. 180-300 Quadratmeter beträgt, haben skandinavische Forscher diese Annahme vor ein paar Jahren widerlegt. Neue mikroskopische Techniken hätten ergeben, dass lediglich 30-40 Quadratmeter Schleimhaut zusammenkommen. ***(Quelle: H. Helander, L. Fändricks: "Surface Area Of The Digestive Tract - Revisited", Scandinavian Journal of Gastroenterology (2. April 2014), doi: 10.3109/00365521.2014.898326)***

Trotzdem eine erstaunliche Größe, die dadurch zustande kommt, dass die Darmwand nicht glatt ist, sondern dünne, fingerförmige Ausstülpungen hat - die sogenannten Darmzotten. Diese vergrößern die innere Oberfläche des Darms und dienen der Aufnahme von Nährstoffen. Darmzotten sind besonders ausgeprägt im Dünndarm zu finden.

40 Tonnen Lebensmittel und 50.000 Liter Flüssigkeit passieren im Laufe eines Lebens den Darm – bei dem einen mehr und bei dem anderen weniger. Die Zeitspanne von der Nahrungsaufnahme bis zur Stuhlentleerung liegt bei 33-43 Stunden, je nachdem, um welche Art Nahrung es sich gehandelt hat. Diese wird zuerst im Mund zerkleinert und erreicht über die Speiseröhre den Magen. Nach dem Magen ist der Dünndarm die nächste

Station, der den Nahrungsbrei aufnimmt. Dieser ist für einen Großteil der eigentlichen Verdauung zuständig. Die Nährstoffe aus der Nahrung werden von der Darmwand aufgenommen und ins Blut abgegeben. Außerdem resorbiert er das Wasser aus der Nahrung und stellt es dem Körper zur Verfügung. Durch die Darmzotten erhöht sich die Oberfläche im Darm und damit auch die Fläche, die zur Aufnahme der Nährstoffe zur Verfügung steht.

Die unverdaulichen Nahrungsreste wandern dann weiter in den Dickdarm. Dort leben ca. 10 Billionen Bakterien, die diese Nahrungsbestandteile (z.B. Ballaststoffe) in Fäulnis- und Gärungsprozessen zersetzen. Außerdem spalten sie Eiweiße aus der Nahrung und bauen die Aminosäuren (Eiweißbausteine) ab. Zusätzlich produzieren sie Stoffe, die der Körper noch gebrauchen kann (manche B-Vitamine und Vitamin K). Durch die stattfindende Resorption von Elektrolyten und Wasser kommt es zur Eindickung des Stuhls. Abgesonderter Schleim macht ihn gleitfähig, er wandert im Darm weiter, wird im Mastdarm gespeichert und schließlich ausgeschieden.

Ich finde es immer wieder erstaunlich, was für ausgeklügelte Systeme in unserem Körper vorherrschen und besonders beeindruckend finde ich die Vorgänge rund um den Darm. Darüber, was dieser alles leisten muss, machen sich die wenigsten Gedanken. Aber wehe, er funktioniert mal nicht richtig, dann wird sich gewundert. Die Tatsache, dass man selbst daran schuld ist, weil man ihn mit der falschen Ernährung überlastet, bleibt zumeist unberücksichtigt. Falls auch noch darmschädigende Medikamente (insbesondere Antibiotika) mit im Spiel sind, braucht sich keiner zu wundern, wenn es zu Verstopfungen, Durchfall, Blähungen oder sonstigen Beschwerden mit dem Verdauungsapparat kommt. Aber auch chronisch-entzündliche Darmerkrankungen, Lebensmittelunverträglichkeiten,

Allergien, sowie neurologische Erkrankungen und psychische Beeinträchtigungen können gesundheitliche Folgen einer unausgeglichenen Darmflora sein.

Ist es Ihnen auch schon so ergangen, dass Sie Probleme mit dem Stuhlgang hatten, wenn Sie innerlich unter großem Druck oder Ärger standen? Auch der typische Durchfall vor einem wichtigen und aufregendem Ereignis – z.B. eine Rede vor vielen Menschen, einem geplantem Gespräch mit einem Vorgesetzten oder einfach bei dem Gedanken, am nächsten Tag in ein Flugzeug für die Urlaubsreise steigen zu „müssen“. Diese alltäglichen Beispiele veranschaulichen, wie sehr sich der Darm allein nur auf unsere Psyche auswirkt. Es ist daher kein Wunder, dass der Darm mit allen Organen in enger Verbindung steht. Sein Zustand und seine Funktionsfähigkeit wirken sich auf die Gesundheit aller anderen Organe, aller Gewebe und aller Körperflüssigkeiten aus.

Immerhin hat der Darm folgende Funktionen zu erfüllen:

- ✓ die Verdauung unserer Nahrung
- ✓ die Nährstoffresorption, d.h. die Nährstoffe aus der Nahrung herauslösen
- ✓ Regulation des Wasserhaushalts
- ✓ Ausbildung eines Großteils der Abwehrzellen des Immunsystems
- ✓ Produktion von wichtigen Botenstoffen und Hormonen

Bei zunehmender Überlastung lagern sich zähfeste Schlacken an den Darmwänden ab. Diese wiederum können dann den Nährboden für unerwünschte Bakterien und Parasiten bilden. Demzufolge ist es wichtig, den Darm mit dem zu versorgen. was er braucht und ihn in regelmäßigen Abständen zu reinigen und gegebenenfalls zu sanieren. Wenn die

Darmgesundheit schwächelt, hat das Auswirkungen auf unseren gesamten Organismus.

Im nächsten Kapitel möchte ich Ihnen zunächst den Unterschied zwischen einer Darmreinigung und einer Darmsanierung erklären.

4.1 Darmsanierung, Darmreinigung – der Unterschied

Tagtäglich verarbeitet unser Darm große Mengen an Nahrung – besser gesagt ist es ein Nahrungsbrei, wenn er im Darm ankommt. Nun werden mit der Nahrung nicht nur Nährstoffe, sondern z.B. auch Bakterien, Gifte und Schwermetalle aufgenommen und leider kommt nicht alles, was hereingekommen ist, auch wieder heraus. Hierfür bedarf es einer Reinigung des Körpers und im jetzigen Kapitel geht es um die Darmreinigung bzw. Darmsanierung.

Billionen von verschiedenen Mikroorganismen besiedeln unseren Darm. ***Die Gesamtheit dieser Mikroorganismen bezeichnet man als das intestinale Mikrobiom. Diese Lebenswelt der Bakterien hat sage und schreibe ein Gesamtgewicht von ca. 1,5-2 kg und ist für unsere Gesundheit von enormer Bedeutung.*** Die Zusammensetzung des darmeigenen Mikrobioms hängt von den Lebensmitteln ab, die wir essen und ist bei jedem verschieden.

Ausreichend erforscht ist dieses Mikrobiom noch lange nicht, zumal dem Darm in den vergangenen Jahren zu wenig Beachtung geschenkt wurde. Die Forschung in dem Bereich steht daher noch sehr am Anfang. Mittlerweile sind die Darmbakterien aber ein regelrechtes Modethema der Medizin geworden. Klar ist, dass das Mikrobiom eine größere Rolle spielt als lange Zeit angenommen und das nicht nur im Hinblick auf unsere Darmgesundheit. Ein großer Teil der körpereigenen Immunabwehr sitzt im Darm und eliminiert schädliche Erreger.

Kritisch wird es, wenn eine unausgewogene Zusammensetzung der Darmflora vorherrscht. Ein erhöhter Anteil an schädigenden Bakterien und ein verringerter Anteil an guten Bakterien bringt die Darmflora aus dem Gleichgewicht. Ist die Darmschleimhaut nicht mehr richtig intakt oder sind Hefepilze in der Überzahl ist dieses Ökosystem gestört. Abhilfe schafft eine Darmsanierung, die sich nicht nur positiv auf den Darm, sondern auch auf die gesamte Gesundheit auswirkt.

In der Naturheilkunde sind eine Darmreinigung und Darmsanierung ein maßgeblicher Teil der Behandlung, da der Darm als wichtigstes Organ des Immunsystems gilt. Er wird für die Entstehung vieler Krankheiten verantwortlich gemacht und so wird eine Darmsanierung nicht nur zur Behandlung von Magen-Darm-Erkrankungen eingesetzt, sondern ebenfalls bei der Behandlung von bspw. Allergien, Infekten, Nahrungsmittelunverträglichkeiten, Neurodermitis oder rheumatischen Erkrankungen.

Eine ***Darmsanierung*** leitet zuerst die krankmachenden Bakterien und Giftstoffe aus. Im Anschluss bauen verschiedene probiotische Bakterien eine gesunde Darmflora wieder auf. Die Reinigung des Darms ist eine der ältesten angewandten medizinischen Methoden und schon 3.000 Jahre v. Chr. war man in Ägypten der Meinung, dass Krankheiten nicht zuletzt auch durch eine Darmverstopfung entstünden.

In der Schulmedizin ist eher die Darmreinigung ein Begriff. Sie kann medizinisch begründet sein, z.B. wenn der Darm auf eine Darmspiegelung oder Operation vorbereitet werden muss. Dazu führt der Patient mit einem Abführmittel ab und entleert seinen Darm vollständig. Dieser ist nun frei von Speisebrei- und Kotresten. Bei einer Darmspiegelung (Koloskopie) hat der Arzt durch die Reinigung eine bessere Sicht auf die Darmschleimhaut und kann so mögliche Entzündungen feststellen.

Eine Darmreinigung kann aber auch bei akuten und chronischen Beschwerden Linderung und Abhilfe schaffen. Die Entleerung und Säuberung des Darms nimmt demzufolge auch unter Schulmedizinern einen immer größer werdenden Stellenwert ein. Durch die Reinigung soll die Darmbewegung (Peristaltik) verbessert werden. Dies wiederum bedeutet, dass dadurch weniger Gärungsprozesse durch den Nahrungsbrei entstehen. Eine anschließende Darmsanierung hingegen ist nach Ansicht vieler Schulmediziner jedoch in den meisten Fällen ***nicht*** notwendig. Sie gehen davon aus, dass sich die natürliche Darmflora – unabhängig von der Ursache einer gestörten Darmflora – nach überstandener Grunderkrankung oder Antibiotikatherapie innerhalb von wenigen Wochen selbst wieder herstellt.

In der Naturheilkunde steht eine Darmreinigung am Anfang der Darmsanierung. Es gibt verschiedene natürliche Präparate, die feste Ablagerungen im Darm lösen und Säuren, Schlacken und Giftstoffe ausschwemmen. Die empfindliche Darmschleimhaut kann sich erholen und Nährstoffe wieder besser aufnehmen. Nach bzw. schon während der Reinigung werden dem Körper Probiotika (mit Einschränkung, ausführliche Infos später) und Präbiotika zugeführt.

Probiotika sind spezielle Mikroorganismen, die die Darmflora wieder aufbauen sollen!

Präbiotika sind bestimmte Pflanzenfasern, die von den guten Darmbakterien abgebaut werden!

Ein weiterer Anwendungsbereich für eine Darmreinigung ist das Heilfasten, welches eine in verschiedenen Studien bestätigte Methode zur

Verbesserung unterschiedlicher Krankheiten ist. Wer sich für so eine Fastenkur entschließt, reinigt zunächst sorgfältig den Darm mithilfe von Abführmitteln (Laxantien), wie z.B. Glaubersalz oder Bittersalz. Im Anschluss wird der Darm dann durch das Fasten entlastet, zwischendurch mit Einläufen gereinigt und kann sich regenerieren. Sich selbst Einläufe zu machen ist eine häufig angewandte Methode. Allerdings kann ein Einlauf auch zu Verletzungen führen und deshalb ist diese Maßnahme nicht uneingeschränkt zu empfehlen. Spezielle Vorrichtungen dafür sind in der Apotheke erhältlich. ***Bei einem herkömmlichen Einlauf wird allerdings nur der Dickdarm gereinigt und nicht der Dünndarm und dabei auch nur der Mastdarm und der untere Teil des Darms!***

Auch mit einer ***Colon-Hydro-Therapie***, welches die Weiterentwicklung des klassischen Einlaufs ist, kann der Darm entleert werden. Hierbei wird dieser mit einem speziellen Darmspülgerät, das durch einen Therapeuten bedient wird, gereinigt. Eine ganze Colon-Hydro-Therapie umfasst in der Regel eine Serie von bis zu 15 Darmspülungen. Diese Therapie ist allerdings nicht unumstritten und man sollte sich wegen eventueller Nebenwirkungen vorher erkundigen. ***Bei der Colon-Hydro-Therapie wird ebenfalls nur der Dickdarm gereinigt und nicht der Dünndarm, allerdings wird hierbei der gesamte Dickdarm erreicht, bis hin zum Blinddarm.***

Eine Darmreinigung kann bei gesundheitlichen Beschwerden verschiedenster Natur, aber auch vorbeugend ein- bis zweimal jährlich praktiziert werden. Dadurch ist es gewährleistet, dass sich keine Abfallprodukte dauerhaft einlagern. Der Organismus bleibt durch diese Präventivmaßnahme sauber und gesund. Selbstverständlich kommt es auch auf die Ernährung an, wieviel Säuren, Schlacken und Gifte sich überhaupt einlagern.

4.2 Was brauchen Sie für eine Darmsanierung?

Bei der nun beschriebenen Darmsanierung wird der komplette Darm (Dünn- und Dickdarm) zunächst schonend gesäubert. Hierzu eignen sich vor allem Quellstoffe, wie

- ***Flohsamenschalen***

oder Flohsamenschalenpulver. Auch Leinsamen ist ein guter Quellstoff. Für eine Darmreinigung sind die Flohsamenschalen aber noch effektiver und auch besser in der Handhabung. Sie sorgen für einen guten Transport des Darminhalts, verbessern die Stuhlbeschaffenheit und damit auch die Darmgesundheit. Durch ihre Fähigkeit Wasser zu binden quellen sie im Darm auf. Dadurch bilden sie eine Schleimschicht und regen die Verdauung an. ***Flohsamenschalen haben einen regulierenden Effekt und helfen gleichermaßen bei Durchfall als auch bei Verstopfung.*** Man kann sie auch durchaus täglich in Kombination mit anderen Nahrungsmitteln einnehmen. Ich backe z.B. Brot damit, denn Flohsamen sind ein unerlässliches Bindemittel für das glutenfreie Backen.

Flohsamen werden bereits seit Jahrhunderten als pflanzliches Heilmittel zur Regulierung der Darmtätigkeit verwendet. Ihren Namen verdanken sie übrigens ihrem Aussehen, denn sie ähneln Flöhen. Die Flohsamenschalen sind die Samenschalen verschiedener Wegericharten. Indische Flohsamen, wie sie zumeist verwendet werden, sind auch bekannt unter dem Namen „Psyllium“ und eng mit dem heimischen Spitzwegerich verwandt.

✓ *Zeolith*

Zeolith ist eine fein vermahlene Mineralerde und verfügt gleich über mehrere Mechanismen, die den Körper von Giften befreien können.

Dieses Vulkangestein hat winzige Poren. In dem porösen Inneren befindet sich ein Labyrinth von Kanälen, in denen Wasser und andere Substanzen hängen bleiben. Zeolith besitzt durch diese porige Oberfläche schwammähnliche Eigenschaften. Außerdem verfügt es über einen guten Ionenaustausch. Die im Zeolith befindlichen Ionen wie Calcium-, Magnesium- oder Natriumionen werden an den Körper abgegeben und im Austausch werden Schwermetallionen aufgenommen. ***Auf diese Weise kann Zeolith Säuren, Schwermetalle, Bakterien, Gift- und andere Schadstoffe aufsaugen.*** Diese können dann unproblematisch mit dem Stuhl ausgeschieden werden und belasten den Körper nicht mehr.

Zeolith ist somit eine der einfachsten Entgiftungsmethoden, die es gibt und die fast jeder problemlos zu Hause durchführen kann.

✓ *Zeolith: Wichtige Hinweise*

Da Zeolith schädliche Stoffe an sich bindet, sollte man es nicht zeitgleich mit Medikamenten einnehmen, sondern ca. 2 Stunden Abstand zwischen den Einnahmen lassen. Ansonsten kann es passieren, dass das Zeolith die Medikamente bindet und sie dadurch unwirksam werden.

Weiterhin kann Zeolith nur dann richtig wirken, wenn es mit ausreichend Flüssigkeit eingenommen wird. Ansonsten verklumpt es und entzieht dem Körper Wasser.

In allen Mineralien und Gesteinen ist Blei in unterschiedlichen Konzentrationen je nach Abbauort enthalten. ***Der Bleigehalt, der in Zeolith natürlicherweise enthalten ist, wird aber nicht an den Körper***

abgegeben, sondern ist fest im Zeolith eingebunden. Zeolith kann im Zuge der Entgiftung sogar noch zusätzliches Blei aus dem Körper aufnehmen.

Genauso verhält es sich mit Aluminium, da es sich bei Zeolith um eine Aluminiumverbindung handelt. Das Aluminium im Zeolith liegt aber in einer oxidierten Form vor, was als unschädlich für den Körper gilt, im Gegensatz zur atomaren Form. ***Die Freisetzung von Aluminiumatomen im menschlichen Körper aus dem Zeolith ist ausgeschlossen, da dies nur bei Temperaturen von 400 Grad Celsius möglich ist.*** Lediglich bei synthetisch hergestelltem Zeolith gelangt Aluminium auch in den Blutkreislauf. Denn dieses ist weniger stabil als natürliche Zeolithe.

Achten Sie daher beim Kauf von Zeolith darauf, dass es als zertifiziertes Medizinprodukt zur Entgiftung ausgewiesen ist. Entsprechende Produkte tragen das CE-Zeichen. Nur dann können Sie sicher sein, dass es sich um natürliches Zeolith handelt und die Qualität geprüft wurde.

✔ *Bentonit*

Bentonit ist ebenfalls eine Mineralerde und kann auch zur Darmsanierung und Entgiftung verwendet werden.

Der Unterschied zwischen Zeolith und Bentonit ist schnell erklärt. Während Zeolith ein Vulkangestein ist, ist das Tonmineral Bentonit ein Schichtgestein. Beide Mineralerden verfügen über starke entgiftende und schadstoffbindende Eigenschaften, wobei Zeolith ein wenig stärker entgiften soll. Bentonit verbleibt auch nicht so lange im Darm wie Zeolith, weshalb dieses nicht nur Gifte aus dem Körper ausleitet, sondern den Körper über den Darm auch mit wichtigen Mineralstoffen versorgt.

Bentonit wirkt etwas beruhigender und etwas sanfter als Zeolith, da es einen schleimartigen Film bildet, wenn es mit Wasser in Berührung kommt. Dieser legt sich schützend auf die Darmschleimhäute. Empfehlenswert ist Bentonit deshalb für Betroffene mit einem gereiztem Verdauungssystem. Im Zuge einer Darmsanierung bilden aber die Flohsamenschalen den Schleim und so kann man auch gleich zu Zeolith greifen. Die Information wollte ich nur für den Fall geben, dass jemand eine Mineralerde ohne Flohsamenschalen einnimmt.

✓ *Probiotika*

Ein Probiotikum soll helfen, die Darmflora wieder aufzubauen. Es ist eine Zubereitung aus lebenden Mikroorganismen (z. B. Milchsäurebakterien), die eine gesundheitsfördernde Wirkung auf den menschlichen Organismus und eben insbesondere auf den Darm haben. Probiotika gehören zu den meisten Darmsanierungsprogrammen mit dazu und werden in Form von Kapseln, Pulvern oder Flüssigkeiten angeboten. Allerdings sind diese Präparate auch nicht unumstritten und sollten nicht als Nahrungsergänzung genommen werden, sondern nur zum Aufbau der Darmflora dienen. Sofern sie denn überhaupt aufgebaut werden muss!

Gerade aber der Darm ist ein so komplexes System, jeder hat unterschiedliche Bakterienstämme, aber auch individuelle Krankheiten oder Beschwerden, die sich wiederum auf die vorhandene Darmflora auswirken. Die Mittel, die es zu kaufen gibt, haben unterschiedliche Zusammensetzungen von Bakterien und so kann ein und dasselbe Mittel bei verschiedenen Personen ganz unterschiedlich wirken.

Die Sache mit den Probiotika ist nicht so einfach, wie es einem von der Werbung immer verkauft wird. Probiotika sind Kleinstlebewesen wie Laktobazillen oder Bifidobakterien. Sie werden eingesetzt, um die Anzahl der guten Darmbakterien zu vergrößern und die Darmflora wieder aufzubauen. Allerdings können sich diese Bakterien auch nur dann ansiedeln, wenn sie sich im Darm wohlfühlen, ansonsten verlassen sie ihn genauso schnell wieder, wie sie hereingekommen sind. Dazu ist es zum einen wichtig, dass die Ernährung angepasst ist, wie Sie es von der Ernährungsumstellung her erfahren haben. Sehen Sie dazu auch gleich noch den Punkt „Präbiotika“.

Ich bin immer der Meinung, dass man zuerst versuchen sollte auf natürliche Art und Weise seinem Körper das zuzuführen was er braucht, bevor man zu Pillen oder Kapseln greift und so gibt es auch natürliche Probiotika in Lebensmitteln.

Solche Lebensmittel sind z.B. fermentierte Nahrungsmittel wie Sauerkraut, aber auch jedes andere fermentierte Gemüse. Wichtig ist allerdings, dass dieses roh verzehrt und nicht gekocht wird. Diese Art fertig zubereitetes Gemüse ist in der koreanischen Küche unter dem Namen „Kimchi“ bekannt. Auch die japanische Würzpaste „Miso“ wird fermentiert und zählt zu den probiotischen Lebensmitteln. Das Fermentieren gehört zu den ältesten Techniken der Menschen und ist in allen Teilen der Erde bekannt.

Weitere Lebensmittel, die Probiotika enthalten sind auch bestimmte Milchprodukte, allerdings gehören diese zu den schlechten Säurebildnern und sollten nach Möglichkeit nicht verzehrt werden. Somit wird die Liste immer kleiner, aber ***eine gute Alternative ist naturtrüber Apfelessig.*** Dieser eignet sich sehr gut zum Trinken mit Wasser verdünnt, aber vor allem auch in Salaten.

Oder kennen Sie Brottrunk? Dieser zählt auch zu den probiotischen Nahrungsmitteln und wird genauso wie Apfelessig basisch verstoffwechselt.

Präbiotika

Das Mikrobiom lässt sich mit der Zusammensetzung unserer Ernährung beeinflussen. Besonders positive Effekte werden dabei Lebensmittelbestandteilen zugesprochen, die unverdaut in den Dickdarm gelangen. Die sogenannten Präbiotika sind bestimmte Ballaststoffe, die nur von unseren guten Darmbakterien verwertet werden können. Sie dienen den Bakterien als Nahrung. Die schlechten Bakterien können mit diesen Ballaststoffen wenig anfangen und deshalb wird das Wachstum der nützlichen Stämme gefördert. Durch eine präbiotische Ernährung wird der Anteil der guten Bakterien in unserer Darmflora immer größer und verdrängt mehr und mehr die krankmachenden Bakterien aus dem Darm.

Damit sich nun die Probiotika wie Bifidobakterien im Darm möglichst wohl fühlen und ansiedeln ist es wichtig, präbiotische Lebensmittel zu essen. Diese finden sich in folgenden Lebensmitteln (alphabetische Reihenfolge):

- Artischocken
- Bananen (besser unreif)
- Chicorée
- Hafer
- Knoblauch
- Lauch (Porree)
- Löwenzahnwurzeln
- Pastinaken
- Roggen
- Schwarzwurzeln
- Spargel
- Topinambur
- Zwiebeln

Auch Muttermilch enthält von Natur aus Präbiotika. Ich finde es immer wieder erstaunlich, wie die Natur dafür sorgt, dass alles im Gleichgewicht bleibt. So wird bereits beim Baby das Mikrobiom von Anfang an richtig ernährt.

Am besten ist es immer, wenn Sie die Präbiotika roh essen, denn wenn man sie kocht, verlieren sie einen Teil ihrer präbiotischen Fasern. Haferflocken eigenen sich z.B. wunderbar zum rohen Verzehr und liefern außerdem noch jede Menge B-Vitamine. Besser wie Kochen ist schonendes Dampfgaren!

Auch wenn Präbiotika einen positiven Effekt auf die gesunden Darmbakterien haben, entstehen durch die Fermentation der Bakterien Gase, die zu unangenehmen Blähungen führen können. Wenn sich Ihr Mikrobiom aber erstmal daran gewöhnt hat, hören die Blähungen auf. Mir ist es auch so ergangen, wenn ich abends einen Salat mit Zwiebeln gegessen habe. Mittlerweile macht mir das gar nichts mehr aus.

Übrigens gibt es natürlich auch Präbiotika als Kapseln oder in Pulverform (Inulin).

4.3 Anleitung Darmsanierung

Fassen wir noch einmal zusammen, was Sie alles brauchen:

- ✓ Flohsamenschalen oder Flohsamenschalenpulver
- ✓ Zeolith oder Bentonit
- ✓ Probiotika
- ✓ Präbiotika

Flohsamenschalen, Zeolith und Bentonit gibt es in Pulverform oder in Kapselform. Nun mag eine Kapsel vielleicht sehr praktisch sein, aber ich persönlich kann Ihnen nur zum Pulver raten. Zum einen ist es aus meiner Sicht nicht nötig und auch nicht unbedingt gesund, mehrere Kapselumhüllungen täglich zu verdauen – und zum anderen ist es so, dass man von den Flohsamenschalen täglich ein oder sogar zwei Teelöffel nimmt. Wenn man diese Menge in Kapseln füllt, muss man schon sehr viele Kapseln zu sich nehmen, um dasselbe Ergebnis zu bekommen. Beim Zeolith verhält es sich ähnlich. Kapseln müssen sich erst auflösen, während Pulver sofort zur Verfügung steht. Selbstverständlich ist es Ihnen frei überlassen für was Sie sich entscheiden. Ich wollte Sie lediglich ein wenig sensibilisieren, weil sich viele über solche Dinge gar keine Gedanken machen.

✓ *Der Zeitraum*

Der Zeitraum kann bei jedem unterschiedlich ausfallen, da es in erster Linie darauf ankommt, in welchem Zustand sich Ihre Darmflora befindet. So kann beispielsweise 10 Tage, 4 Wochen oder 3 Monate eine realistischer Zeitraum sein. Es hängt zum einen von Ihrer körperlichen Verfassung ab, von Ihrem Lebensstil in den vergangenen Jahren und Ihrem Alter.

Eine 4-Wochen-Kur ist in den meisten Fällen ein guter Anhaltspunkt.

Hat man das Gefühl, es reicht noch nicht aus, verlängert man einfach. Auch kürzere Zeiten z.B. bereits nach 10-14 Tagen sind denkbar. Allerdings geht die Heilung von Krankheiten, die sich teils über Jahrzehnte entwickelt haben, nicht innerhalb eines Monats vonstatten. Wenn sich z.B. über 30, 40 oder mehr Jahre Säuren, Schlacken und Gifte angesammelt haben, muss man diesen auch eine angemessene Zeit einräumen, um sich abbauen zu können. Mit zunehmender Lebensqualität steigt normalerweise aber auch die Motivation weiterzumachen, zumal der Aufwand weniger wie gering ist – und damit komme ich nun zum genauen Ablauf.

✓ *Die Anleitung Flohsamen/Zeolith*

Morgens nach dem Aufstehen auf nüchternen Magen rühren Sie 1 Teelöffel Flohsamenschalen ***oder*** Flohsamenschalenpulver und 1 Teelöffel Zeolith ***oder*** Bentonit in ein großes Glas stilles Wasser. Das müssen Sie auch unmittelbar austrinken, denn die Flohsamenschalen quellen sofort auf. Danach trinken Sie noch ein Glas Wasser ***langsam*** in kleinen Schlucken hinterher. ***Das ist schon alles!*** Nun müssen Sie noch ca. eine halbe Stunde warten, bis Sie frühstücken können. Sie müssen nicht frühstücken, das ist damit nicht gemeint. Es geht nur um den Mindestabstand, der bis zu einer Mahlzeit eingehalten werden sollte. Sie können dieses Getränk, welches übrigens nicht besonders gut schmeckt, einmal oder zweimal am Tag zu sich nehmen. Wenn Sie es noch ein zweites Mal trinken möchten, ist abends eine halbe Stunde vor dem Abendessen ein guter Zeitpunkt. Einmal am Tag ist aber durchaus ausreichend und für Neulinge vielleicht auch erstmal besser für den Anfang.

Wie gesagt, dass Getränk schmeckt nicht besonders. Durch das Zeolith ist es irgendwie „erdig“ und die Flohsamenschalen bewirken ein komisches Mundgefühl. Zu mir hat mal jemand gesagt: „Das schmeckt wie Knüppel auf Kopp!“ Ich hoffe, damit habe ich Sie aber nicht abgeschreckt, sondern neugierig gemacht – und da man sofort merkt, wie hilfreich dieser Mix ist, nimmt man es auch „ungern“ in Kauf.

Anmerkung: Falls Sie sich für Flohsamenschalenpulver entscheiden ist zu beachten, dass das beim Verrühren klumpt und deshalb mit einem kleinen Schneebesen glattgerührt werden muss. Ansonsten könnte es im Darm verklumpen und nicht richtig quellen. Praktischer sind diesbezüglich die Flohsamenschalen, denn die kann man ganz einfach zusammen mit dem Zeolith mit einem Teelöffel verrühren.

✓ *Einnahme Probiotika*

Falls Sie ein Probiotikum in flüssiger oder Kapselform nehmen, müssen Sie das kurz vor oder während der Mahlzeit einnehmen. Die genaue Anwendung steht auf der Beschreibung beim Produkt. Falls Sie sich dazu entscheiden probiotische Lebensmittel zu essen bzw. zu trinken, ist naturtrüber Apfelessig oder Brottrunk eine gute Wahl. Sie können ca. 2-3 TL Apfelessig in ein Glas stilles Wasser geben und es am besten auf nüchternen Magen trinken. Nun ist das mit dem nüchternen Magen natürlich so eine Sache, da Sie ja morgens bereits das Flohsamen/Zeolith Getränk haben. Ich trinke den Apfelessig einfach am Nachmittag ca. 2 Stunden nach dem Mittagessen, da ist der Magen normalerweise auch wieder leer. Beim Brottrunk richten Sie sich bitte nach den Angaben des Herstellers, da diese unterschiedlich sind.

✓ *Einnahme Präbiotika*

Die präbiotischen Lebensmittel können Sie jederzeit essen, vorausgesetzt, Sie bekommen keine Blähungen. Wenn dieses der Fall ist, sollten Sie die Menge einfach reduzieren, da der Darm eine gewisse Zeit benötigt, um sich daran zu gewöhnen. Sie können aber z.B. auch Zwiebeln für einen Salat in ein Sieb geben und kurz mit kochendem Wasser übergießen. Zwar reduziert das auch den Anteil an präbiotischen Fasern, aber die Verträglichkeit wird verbessert. Und besser weniger Präbiotika, die man verträgt, als gar keine.

✓ *Fazit*

Wie Sie sehen, ist eine Darmsanierung nicht aufwendig durchzuführen. Wie bereits gesagt, richten Sie sich nicht nach starren Zeitvorgaben, sondern beobachten Sie die gesundheitlichen Verbesserungen und beurteilen danach, ob Sie noch ein bisschen verlängern müssen oder schon aufhören können. Sie müssen das Ganze natürlich gewissenhaft durchführen, aber wenn Sie die Einnahme mal vergessen haben, ist das auch nicht schlimm. Es sind alles natürliche Mittel, die Sie zu sich nehmen. Anders z.B. bei einer Antibiotika Therapie, bei der man nicht einfach zwischendurch aufhören und dann weitermachen kann.

Damit komme ich nun zum nächsten Kapitel, indem es über den häufig auftretenden Candida Hefepilz geht, der sich gern im Darm unkontrolliert ausbreitet.

4.4 Candida albicans

Candida albicans ist ein Hefepilz und ein unsichtbarer Begleiter von sehr vielen Menschen. Da er sehr häufig als Darmpilz auftritt, spreche ich dieses Thema im Zuge der Darmsanierung an. Auch in anderen Körperbereichen ist er zu finden und deshalb habe ich zunächst ein paar allgemeine Informationen über diesen Pilz für Sie zusammengestellt:

Vor allem ist er auf den Schleimhäuten von Mund und Rachen, im Genitalbereich sowie im Verdauungstrakt zu finden. Candida albicans zeichnet sich dadurch aus, dass er an feuchten und warmen Körperstellen auftritt. Viele Frauen kennen ihn als den lästigen Vaginalpilz. Für gesunde Menschen ist der Pilz harmlos und solange er sich nicht übermäßig ausbreitet, ist er für unsere Gesundheit nicht gefährlich.

Unter bestimmten Bedingungen jedoch kann dieser Hefepilz unkontrolliert auf den Schleimhäuten und feuchten Hautbereichen wachsen. Kommt es zu einer Candida-Infektion, kann sich diese z.B. als Scheidenpilz, Darmpilz oder Pilzerkrankung des Mund- und Rachenraums äußern – aber auch Fuß- oder Nagelpilz, der normalerweise eher von Fadenpilzen betroffen ist, können die Folge sein. Manche Menschen bekommen auch eine Candida Infektion als Folge einer Antibiotikabehandlung. Wie den meisten bekannt ist, töten Antibiotika auch leider immer die guten Bakterien. Diese fehlen dann um dafür zu sorgen, das Candidawachstum im Körper unter Kontrolle zu halten. Die Infektionen mit Candidapilzen haben vermehrt zugenommen. Als Ursache für diese Zunahme machen Ärzte unter anderem Ernährungsfehler verantwortlich. Auch wenn das Immunsystem durch Medikamente geschwächt ist, begünstigt das die Entstehung.

Die Folgen sind für unseren Körper nicht nur unangenehm, sondern können auch gefährlich werden. Die Hefepilze bauen Kohlenhydrate aus der Nahrung nicht nur zu Kohlendioxid ab, sondern auch zu Fuselalkoholen, die auf Dauer die Leber schädigen können. Außerdem produziert der Pilz giftige Nebenprodukte, die sogar Symptome wie Gelenkbeschwerden auslösen können. Daher sollte einer Candida Infektion keine Chance gegeben werden, dass sie sich ausbreiten kann.

Die Folgen einer Candida Infektion

Die Symptome einer Candida Infektion sind sehr vielfältig und können von Blähungen über Durchfall und Sodbrennen bis hin zu Müdigkeit, Kopfschmerzen, Nierenschäden oder Nasennebenhöhlenentzündungen reichen. Bei einem brennendem Scheidenpilz ist die Diagnose recht einfach, aber bei den eben genannten Symptomen vermutet man in den meisten Fällen nicht unbedingt eine Pilzerkrankung. Man muss aber berücksichtigen, dass durch eine bestehende Pilzinfektion unser gesamtes Immunsystem dauerhaft geschwächt wird. Die körpereigene Abwehr ist ständig in Aktion und damit beschäftigt, gegen die Candida Infektion anzukämpfen. Unser Immunsystem kann sich folglich nicht mehr ausreichend um die eigentlichen Belange kümmern.

Der Name „Candida albicans“ kommt aus dem Lateinischen und bedeutet „glänzend weiß“. Davon abgeleitet bildet sich bei einer Candida Infektion neben der Rötung ein glänzend weißer Belag an den betroffenen Stellen. Schwierig zu erkennen wird es allerdings, wenn der Darm betroffen ist, da man den Pilzbefall nicht sehen kann. Häufig bleibt demzufolge eine Candida Infektion unerkannt. Da aber gerade im Darm ein Großteil unseres Immunsystems lokalisiert ist, wird bei einer Infektion im Darm auch das gesamte Immunsystem massiv geschwächt.

✓ *Candida kann auch nützlich sein!*

Bei allem Negativen haben die Hefepilze auch eine nützliche Funktion: ***Sie können Schwermetalle binden!*** Diese Tatsache klingt zunächst positiv, bringt aber auch ein Problem mit sich. Stellen Sie sich vor, Sie haben eine Candida Infektion und vermuten oder wissen sogar, dass Sie unter einer Schwermetallvergiftung leiden. In so einem Fall ist es wichtig, zunächst die Schwermetalle auszuleiten, bevor Sie dem Candida Pilz den Garaus machen. Tötet man zuerst die Pilze ab, werden die Schwermetalle freigesetzt und schädigen unmittelbar den Menschen. Deswegen ist auch hier die richtige Reihenfolge wichtig und führt zum erwünschten Ergebnis.

Genau deswegen habe ich diesen Punkt am Ende der Entschlackungskur aufgeführt. Sie erinnern sich – Zeolith und die Chlorella Alge sind in der Lage, Gifte wie Schwermetalle aufzunehmen. Diese werden dann im Zuge der Entsäuerung und Darmsanierung über den Darm ausgeschieden. Wenn man also dem Candida Pilz zu Leibe rücken möchte, ist es sinnvoll, dass nach erfolgreicher Entschlackungskur zu tun.

Nun wenden wir uns erstmal noch weiterhin dem Candida albicans zu und im nächsten Kapitel erfahren Sie, wie Sie einen einfachen Selbsttest durchführen können.

4.4.1 Der Candida Selbsttest incl. Behandlungsmethoden

Es gibt eine ganz einfache Methode, mit der Sie zu Hause testen können, ob Sie von Candida albicans betroffen sind:

1. Gießen Sie sich direkt nach dem Aufstehen ein Glas stilles Wasser ein. Das Wasser sollte Zimmertemperatur haben und nicht aus der Leitung sein.
2. Spucken Sie einmal in das Glas. Wichtig ist, dass Sie vorher nichts getrunken haben!
3. Nach einer Stunde schauen Sie nach, wie der Speichel jetzt aussieht.

? Erstrecken sich von dem Speichel, der auf der Oberfläche schwimmt, lange Fäden ins Wasser hinunter?

? Treiben im Wasser wolkige Flocken?

? Hat sich auf dem Grund des Glases wolkig aussehender Speichel gesammelt?

➢ Je dicker die Fäden sind und je schneller und mehr Speichel auf den Grund sinkt, umso mehr Pilze befinden sich im Speichel.

➢ Schwimmt der Speichel nach der angegebenen Zeit aber immer noch auf der Wasseroberfläche und sind keine Fäden entstanden, können Sie davon ausgehen, dass Sie keine Pilzinfektion haben.

So ein Test ist auf jeden Fall sehr interessant und hilfreich, zumal er sehr einfach durchzuführen ist. Allerdings hat man nur durch eine Pilzuntersuchung durch ein Speziallabor eine hundertprozentige Sicherheit. Für einen solchen Test braucht man nicht zum Arzt zu gehen, sondern kann sich diesen in der Apotheke, aber auch im Internet besorgen. Man sendet eine Stuhlprobe und meistens auch noch einen Zungenabstrich mit ein und erhält nach Untersuchung einen detaillierten Befund. Das Ergebnis kann man selbstverständlich mit einem Arzt oder Heilpraktiker besprechen.

✓ *Wie kann man Candida albicans behandeln?*

Eine Methode ist natürlich, sich vom Arzt ein Anti-Pilzmittel verschreiben zu lassen, welches man laut Packungsbeilage oder auch in Absprache mit dem Arzt oder Heilpraktiker einnimmt. Wer die Pilze lieber auf eine natürlich Weise bekämpfen möchte, kann das mit einem natürlichen und sehr wirkungsvollen Mittel selbst tun. Alles über das natürliche Antibiotikum „Grapefruitextrakt" erfahren Sie im nächsten Kapitel.

4.4.2 Das Grapefruitkernextrakt

Das Grapefruitkernextrakt ist ein hoch konzentriertes rein pflanzliches Extrakt, welches aus den Schalen und Kernen der Grapefruit gewonnen wird. Es ist ein natürliches Antibiotikum, wogegen Bakterien keine Resistenzen bilden können. Grapefruitkernextrakt, kurz GKE genannt, verfügt über eine viel komplexere Struktur als herkömmliche Antibiotika, so dass Bakterien nicht in der Lage sind, sich dem GKE anzupassen. Auch in hohen Dosen ist es ungiftig, wirkt außerdem auch gegen Viren und Pilze und greift wie herkömmliche Antibiotika die Darmflora nicht an. Es hat einen niedrigen pH-Wert von 2-3, wird aber basisch verstoffwechselt und obendrein nur hoch verdünnt mit Wasser angewandt.

Das Grapefruitkernextrakt kann innerlich und äußerlich angewandt werden. Beachten Sie bitte die Packungsbeilage – aber Achtung: Dort wird oftmals 3-mal täglich 15 Tropfen empfohlen. Ich persönlich würde nicht gleich so eine große Menge einnehmen. Warum erfahren Sie im weiteren Verlauf. Vorsicht ist auch bei Menschen mit einer Zitrusfrucht-Allergie geboten. Eine gute Übersicht über die vielfältigen Einsatzgebiete und die Anwendungshinweise finden sie zum Beispiel auf der Internetseite www.grapefruitkern-extrakt.com/anwendung.html im Inhaltsverzeichnis.

GKE bekommen Sie nicht nur in der Apotheke, sondern auch bei verschiedenen Internetanbietern. Aufgrund der Vielzahl sollten Sie beim Kauf unbedingt darauf achten, dass der Anteil an Bioflavonoiden hoch (ab 800-1000 mg auf 100 ml) und das Extrakt frei von Zusatzstoffen ist.

In der Schulmedizin findet die Anwendung von GKE zumeist keinen Einsatz, obwohl der Wirkmechanismus einfach und effektiv ist. Ich selbst habe es sogar öfter erlebt, dass Ärzte GKE noch nicht einmal kannten. Aus eigener Erfahrung kann ich berichten, dass es bei meinem Mann erfolgreich die antibiotikaresistenten Bakterien seiner Parodontose abgetötet hat. Das war bereits vor einigen Jahren und seitdem hat er keine Parodontose mehr gehabt. Wir nehmen es täglich (ein paar Tropfen in ein Glas Wasser) als Mundspülung nach dem Zähneputzen.

Die Flavonoide im Grapefruitkernextrakt greifen die Zellwände von Bakterien und Pilzen an und zerstören sie auf diese Weise. Sie bewirken eine Funktionsstörung in den Zellwänden von Parasiten, Pilzen, Viren und Bakterien. Diese können keine Nährstoffe mehr aufnehmen und so sterben die Kulturen nach und nach ab. Da keine gesunden Zellen oder Kulturen angegriffen werden ist Grapefruitkernextrakt ein natürliches und schonendes Antibiotikum, das so gut wie keine Nebenwirkungen hat. ***Dennoch kann es zu einer sogenannten Heilkrise kommen und das ist völlig normal.*** Das bedeutet, dass Nebenwirkungen wie Kopfschmerzen, Mattigkeit und Benommenheit auftreten können. Diese Symptome können entstehen, wenn zum einen die Pilze schnell absterben und zum anderen nicht schnell genug aus dem Körper abtransportiert werden können. Sollten die Symptome zu unangenehm werden, kann ich Ihnen empfehlen, einfach ein paar Tagen mit dem GKE auszusetzen, bis man sich wieder besser fühlt. Empfehlenswert ist es deshalb, um eben dieser Heilkrise vorzubeugen, dass Sie die Anwendung der Tropfen langsam steigern. Dass ist schonender und führt zu weniger Nebenwirkungen. Hilfreich ist es auch, während dieser Candida Behandlung zusätzlich noch Zeolith zu nehmen, damit die Giftstoffe unmittelbar aufgenommen werden können.

➢ *Anwendung GKE für Candida Darmpilze*

- ✓ 1. Woche: 3-mal täglich 2 Tropfen
- ✓ 2. Woche: 3-mal täglich 5 Tropfen
- ✓ 3. – 7. Woche: 3-mal täglich 10 Tropfen

Die Tropfen geben Sie in ein Glas mit stillem Wasser und trinken es am besten mit etwas zeitlichem Abstand zu den Mahlzeiten.

Von dieser Dosis kann jedoch, je nach Intensität des Befalls, auch abgewichen werden. Manche Naturmediziner empfehlen auch den Verzicht auf eine langsam steigernde Dosierung. Aus eigener Erfahrung habe ich mit der langsamen Steigerung sehr gute Erfahrungen gemacht und hatte auch keine unerwünschten Nebenwirkungen. Wer hier unsicher ist, sollte sich an einen Heilpraktiker oder auch Arzt wenden, wobei bei Ärzten das Grapefruitkernextrakt eher wenig Anerkennung findet. Selbstverständlich gibt es auch Ausnahmen - so ist mein Kieferchirurg z.B. sehr begeistert davon, hat es selbst von einer Kinderärztin empfohlen bekommen und benutzt es für die ganze Familie. Wie gesagt, die verschiedenen Einsatzmöglichkeiten von Grapefruitkernextrakt sind sehr vielfältig.

Jetzt haben Sie es geschafft! - zumindest was das Lesen betrifft. Nun geht es daran, so viel wie möglich oder sogar alles nach und nach umzusetzen. Dabei wünsche ich Ihnen gutes Gelingen, ganz viel Erfolg und viele positive gesundheitliche Veränderungen!

Schlusswort

Ich hoffe, mein Buch hat Ihnen gefallen und wird Ihnen bei Ihrer Entschlackungskur ein nützlicher Ratgeber sein. Sollten Sie Hilfe egal in welcher Form benötigen, möchte ich Ihnen gern folgende Möglichkeiten anbieten:

- In meiner geschlossenen Facebook Gruppe unter https://www.facebook.com/groups/basisch, der Sie gern kostenlos beitreten können, findet ein reger Austausch der Mitglieder statt.
- Wenn Sie lieber eine persönliche Beratung möchten, können Sie gern einen telefonischen Termin mit mir vereinbaren. Weitere Informationen dazu finden Sie unter folgendem Link https://sabinevoshage.com/ernaehrungsberatung-online/
- Weiterhin haben Sie die Möglichkeit, meine Website https://sabinevoshage.com/ mit integriertem Blog oder meine Facebook Seite https://www.facebook.com/sabinevoshage zu besuchen. Dort finden Sie viele Infos und kostenlose Rezepte!

Und nun möchte ich Ihnen gern noch meine anderen Bücher vorstellen.

Ihre Sabine Voshage

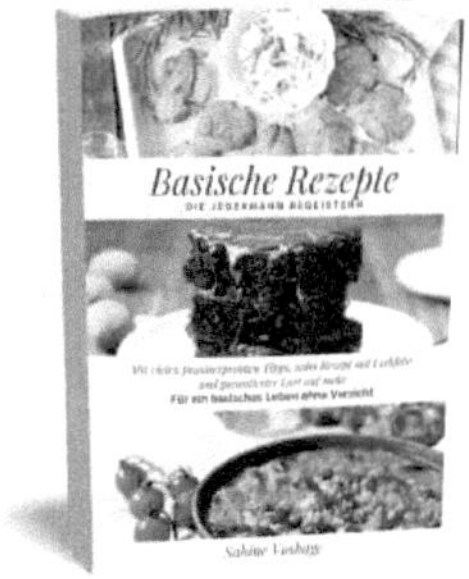

Basische Rezepte die jedermann begeistern: Mit vielen praxiserprobten Tipps, jedes Rezept mit Farbfoto und garantierter Lust auf mehr. Für ein basisches Leben ohne Verzicht!
Taschenbuch € 9,99 / eBook € 5,99

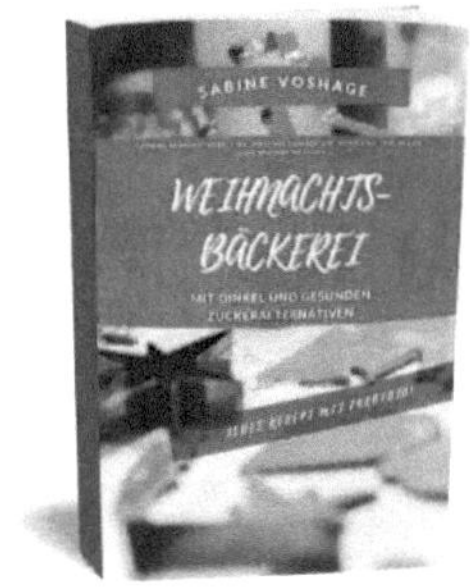

Weihnachtsbäckerei mit Dinkel und gesunden Zuckeralternativen: Leckeres Weihnachtsgebäck wie Lebkuchen, Spekulatius, Dominosteine, Stollen & Co. ohne raffinierten Zucker

Taschenbuch € 9,99 / eBook € 5,99

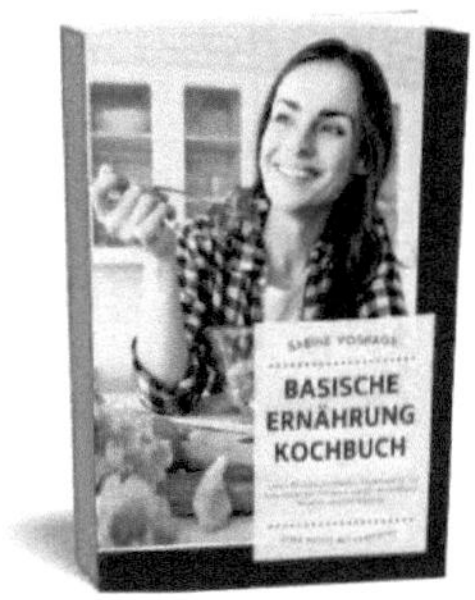

Basische Ernährung Kochbuch: Leckere Rezepte zum Kochen, Backen und für die kalte Küche, die Entsäuern und den Säure-Basen-Haushalt natürlich regulieren

Taschenbuch € 9,99 / eBook € 5,99

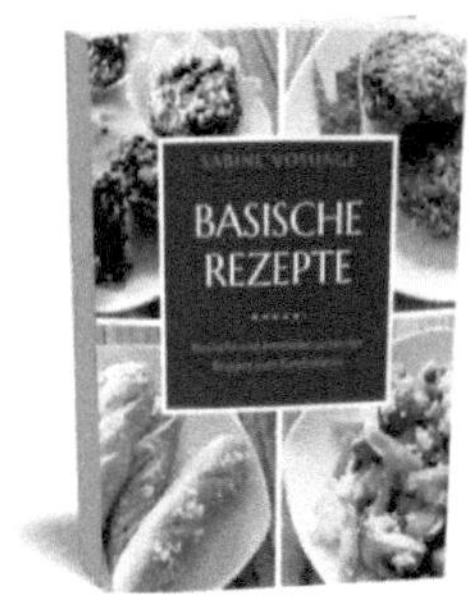

Basische Rezepte: Basische und basenüberschüssige Rezepte zum Kombinieren

Taschenbuch € 8,99 / eBook € 4,99

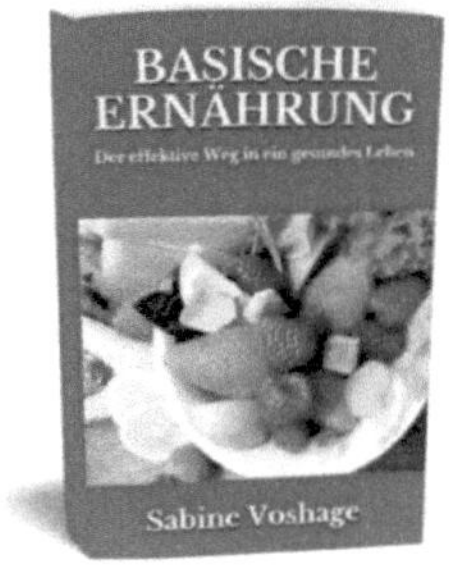

Basische Ernährung: Der effektive Weg in ein gesundes Leben – überarbeitete und erweiterte Neuauflage

Taschenbuch € 8,99 / eBook € 3,99

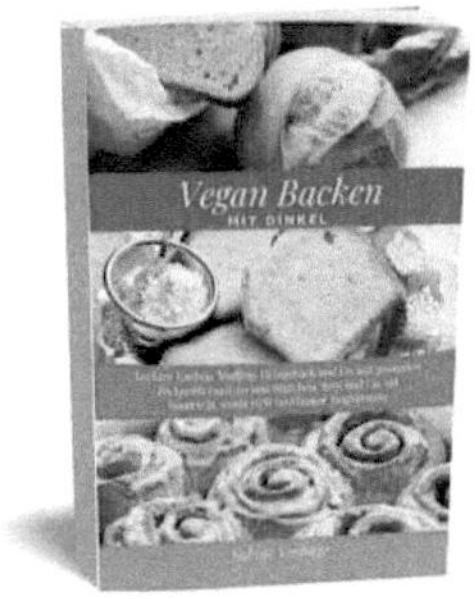

Vegan Backen mit Dinkel: Leckere Kuchen, Muffins, Hefegebäck und Co. mit gesunden Zuckeralternativen und Brötchen, Brot und Co. mit Sauerteig, wenig Hefe und langer Teigführung

Taschenbuch € 9,99 / eBook € 5,99

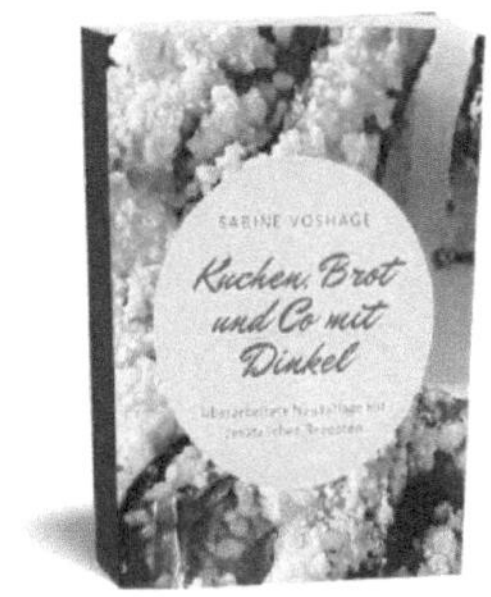

Kuchen, Brot und Co mit Dinkel: Überarbeitete Neuauflage mit zusätzlichen Rezepten

Taschenbuch € 8,99 / eBook € 4,99

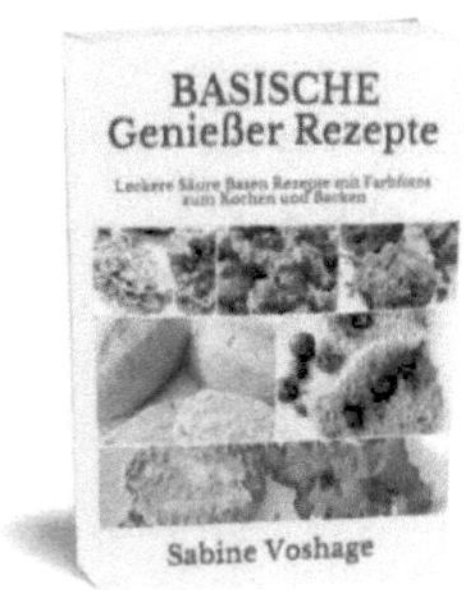

Basische Genießer Rezepte: Leckere Säure Basen Rezepte mit Farbfotos zum Kochen und Backen

Taschenbuch € 7,99 / eBook € 3,99

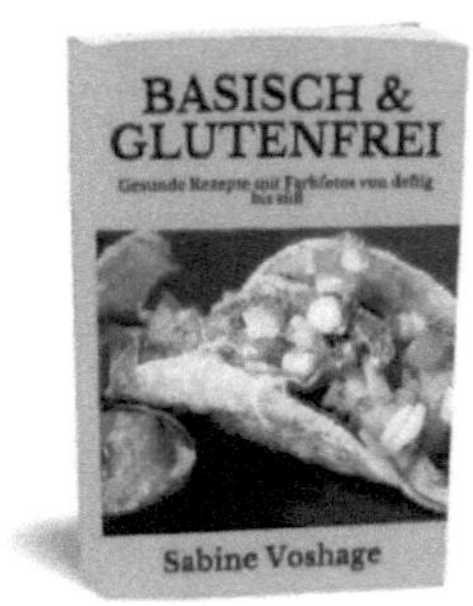

Basisch & Glutenfrei: Gesunde Rezepte mit Farbfotos von deftig bis süß

Taschenbuch € 7,99 / eBook € 3,99

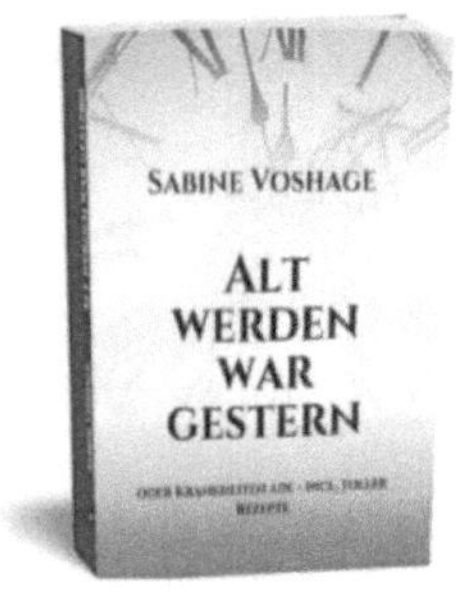

Alt werden war gestern: oder Krankheiten ade – incl. toller Rezepte

Taschenbuch € 13,99 / eBook € 9,99

Empfehlenswerte Literatur

Azidose-Therapie: Wie Sie Ihren Körper natürlich entsäuern – Mit einem Vorwort von Rüdiger Dahlke, Autorin: Barbara Simonsohn

Basiswissen Biochemie: mit Pathobiochemie (Springer Lehrbuch), Autor: Georg Löffler

Darm mit Charme: Alles über ein unterschätztes Organ - aktualisierte Neuauflage, Autorin: Giulia Enders

Handbuch Nährstoffe: Vorbeugen und heilen durch ausgewogene Ernährung: Alles über Vitamine, Mineralstoffe und Spurenelemente, Autoren: Uli P. Burgerstein, Hugo Schurgast, Michael B. Zimmermann

Moderne Praxis bewährter Regulationstherapien: Entgiftung und Ausleitung, Säure-Basen-Haushalt, Darmsanierung, Autor: Oliver Ploss

Naturheilpraxis heute: Lehrbuch und Atlas – Mit Zugang zum Elsevier-Portal, Autorin: Elvira Bierbach

Natürliche Darmsanierung: Den Darm reinigen und entgiften, Beschwerden bekämpfen und erfolgreich abnehmen, Autorin: Alexandra Stross

Natürliches Entgiften: Freiheit für Körper, Geist und Seele, Autorin: Alexandra Stross

Peace-Food: Wie der Verzicht auf Fleisch und Milch Körper und Seele heilt – Bio, Autor: Rüdiger Dahlke

Printed in Poland
by Amazon Fulfillment
Poland Sp. z o.o., Wrocław

20023730R10072